KB252535

재삼투지와 함께 하는

행복생활 지침서

튼튼한 몸, 맑은 마음을
만들어 주는 「절 운동 건강법」이
많은 사람들에게 큰 이로움이
되길 기원합니다.

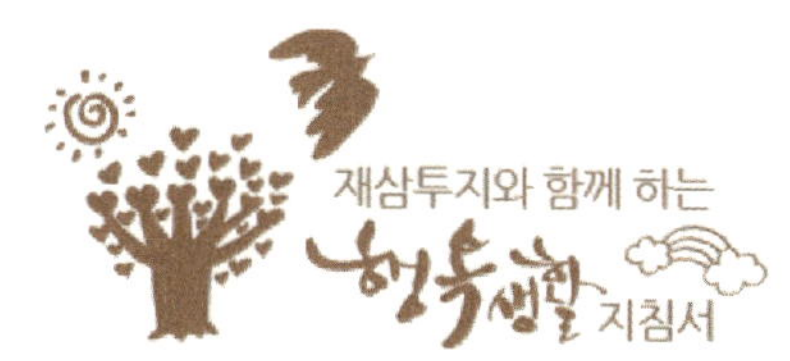

초판 1쇄 인쇄	2015년 11월 11일
초판 1쇄 발행	2015년 11월 11일
지은이	엄재삼
디자인/편집책임	강상용
편집위원	김종숙, 고혜연, 김도연
펴낸곳	도서출판 「비움과 소통」
신고번호	제318-2010-000092호
등록일자	2010년 6월 18일

전화 02-2632-8739　**팩스** 0505-115-2068

ⓒ 엄재삼

ISBN 978-89-97188-86-4 13510

튼튼한 몸, 맑은 마음을 위한 절 운동 건강법

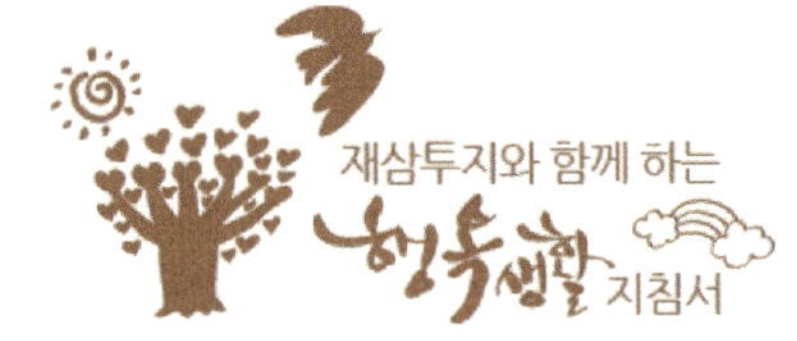

법천 엄재삼 씀

글을 시작하며

누구나 어려움에 처하게 되면 간절한 마음으로 기도할 수 있게 된다. 40대 초반에 아내의 억울한 피소와 개인 사업체 임원의 교통사고 및 사업의 난관 등으로 가만히 누워 있어도 가슴이 답답하고 울화병과 위장병, 왼쪽 무릎 통증, 허리 통증 등 나의 건강은 만신창이가 되어 있었다. 그런 상황에서 우연한 인연으로 절 운동을 시작하게 되었는데, 그것이 오늘까지 이어지고 있다. 매일 쉬지 않고 절 운동을 하면서 찾은 건강과 활력은 내 생활에 당당히 자리하고 있고, 자신 있는 삶을 살고 있는 지금 나는 가장 행복한 사람으로 자부하고 있다. 이러한 절 수행이 예전에는 불교 안에서만 이

뤄졌고, 또한 주로 불교의 수행과 신행의 관점에서 이해되어지곤 했다. 요즘 들어 절 운동의 운동적 측면에서의 효과와 효능 등이 점차 알려지면서 부터는 일반인들에게도 널리 알려지게 되었다. 거기에 공중파 방송에서 절 운동에 대해 집중 조명된 이후로 종교를 초월하여 운동과 기도 방법으로 더욱 보편화되고 있는 추세이다. 또한 절 운동을 통해 다양한 질병을 이겨낸 사람들의 이야기와 더불어 해인사 성철스님과 백련암을 중심으로 절 운동이 더 많이 알려지고, 그로인해 뇌성마비를 극복해낸 한 동양화가의 생생한 이야기와 책을 통해 많은 사람들에게 공감이 되었다. 그리고 본격적

으로 청견스님을 비롯하여 절 수행을 집중적
으로 하는 수행자들이 늘어났고, 아울러 절 운
동에 대해 주목할 만한 책들이 출간되어 나옴
으로써 그야말로 요즈음에는 가히 절 운동이
붐을 타고 있다고 할 만하다. 더욱이 웰빙의
사회적 분위기를 타고 유행하고 있는 다양한
명상법이 몸과 마음의 건강을 함께 챙기고자
하는 이들의 바램 등이 합쳐지면서 육체와 정
신의 건강과 함께 동시에 웰빙을 추구하고자
하는 이들에게 절은 더없이 좋은 운동법으로
주목받고 있다. 그렇다면 왜 이렇게 갑자기 절
운동이 주목받기 시작한 것일까? 그동안 나왔
던 책들이나, 스님들의 법문, 또 공중파에서 방

영되었던 다양한 절 운동의 효과들이 설명되고 있는 바, 나는 여기에서 그러한 것들을 조금 더 정리하고 결집하여 지침서가 되도록 만들고자 한다. 이 책은 지난 15년간 아침, 저녁으로 매일 108배 이상을 수행하고 운동하면서 체험하고, 깨달은 것들을 총 정리하는 의미와 함께 절 운동을 시작하는 이들에게 참고가 되길 바라는 마음을 담았다. 종교와 무관하게 요가의 완결 동작이 되는 각종 절 동작을 활용하여 강건한 육신으로 변화되는 행복을 누릴 수 있게 된다. 이 모든 것이 10에서 20여분 정도의 짧은 시간과 방석 하나만 있으면 누구나 가능한 일인 것이다. 그러던 차에 사천 구백여일 절 운동을 하다 보니 오체투지의 단점이 무릎에 무리를 주고 손상될 수 있음을 느꼈고 절을 많이 했을 시 발이 차가워지는 현상을 확인했다. 아무리 좋은 운동이나 보약도 과하면 부족함만 못하다. 기존 오체투지 절 운동의 취약점은, 무릎에 많은 체중이 실리게 되어 손상 우려가 있는 외에 발바닥의 좌우 불균형과 손동작 합장자세를 일괄적으로 적용함으로써 어깨 근육이나 손목 팔꿈치 관절의 취약 부분을 개선하지 못한다. 절 운동을 하는 가운데 무릎에 통증이오고 연골에 문제가 있을 경우엔 무릎이 닿지 않고 배가 닿지 않는 절을 해야 한다. 새로 고안한 방법으로 절을 하게 되면 치유가 되는데 이를 '재삼투지'라 명명하였다. 가장 큰 이유는 한의학적으로 특히 엄지발가락 외 열 발가락 자극을 통해서 경락이 자극되어 근력이 회복되고 복부 근육이 더욱 강화되는 이치이며 필자가 무릎 통증을 치유한 방법인 것이다. 절 운동을 통하여 생체나이가 20년 이상 젊어질 수 있고 삶의 즐거움을 누릴 수 있게 되었기에 많은 이들이 이를 공유하길 원한다. 모든 일상사 답은 본인에게 있다. 급하게 서두르지 말고 하루도 쉬지 않고 절 운동을 하면 효과는 한 달 이상 후에 본인 스스로가 체력 증가됨을 느낄 수 있다. 아무쪼록 많은 사람들이 절 운동을 함께 공유

하여 커다란 행복이 삶에 깃들기를 간절히 바
란다.

2015년 10월　엄재삼

차례

3장 절 운동의 건강학

세4장 재삼두지를 시작하다

1장
108배, 법당을 나오다

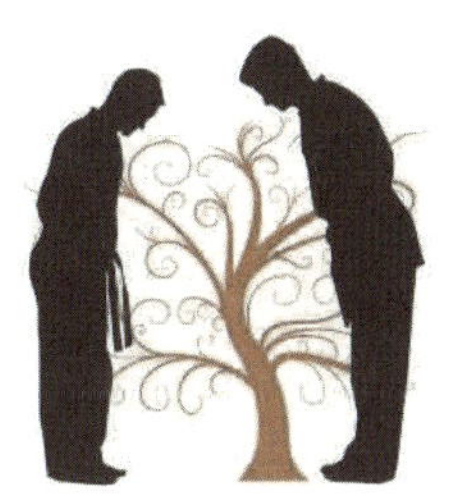

절은 예법일 뿐이다

절이란 몸을 굽혀 상대방에게 공경심을 표현
하는 것을 말한다. 어느 시대, 어느 나라에서
나 반가움이나 존경을 표현하는 인사 문화가
있으며 각 사회마다 구체적인 인사법은 각기
다른 형식을 갖고 있는데 저마다 그럴 만한
의미와 이유가 있다. 현재 우리가 일상생활에
가장 많이 사용하는 악수는 미국의 인사법에
서 유래된 것이다. 서로 마주 서서 손을 잡고
위 아래로 흔드는 인사법인 악수의 유래는 이
렇다. 과거 개척 시대에 미국에서는 낯선 사람
을 만나면 우선 상대방을 의심하여 자신이 가
진 총이나 칼 등에 먼저 손을 댔다고 한다. 그
렇게 상대방을 살폈고, 서로 싸울 뜻이 없다는
것이 확인되면 무기에서 손을 떼고 오른손으
로 악수를 했다. 악수는 서로를 해칠 뜻이 없
다는 의미를 담고 있는 것이다. 미얀마의 인사
법은 매우 생경하다. 미얀마에서는 팔짱을 낀
채 고개를 숙여 인사를 한다. 또한 윗사람과
대화할 때 팔짱을 낀 모습을 하고 이야기를
듣는다. 이러한 모습은 우리나라 사람들에게는
건방진 자세로 보이지만 미얀마 사람들에게는
최대한 예의를 갖추어 경청하는 자세라고 한
다. 과거 미얀마가 영국의 식민 지배를 받았을
때, 미얀마 사람들은 팔짱을 껴서 상대방을 위

협할 수 없다는 것을 보여야 했다고 한다. 미얀마의 인사법에는 영국의 식민지 시대에 상대를 해칠 수 없는 존재라는 사실을 강조해야만 했던 미얀마인들의 아픔이 담겨 있는 것이다. 우스꽝스러운 모습이지만 티베트의 전통적인 인사법은 모자를 벗고 혀를 내미는 것이다. 우리 눈으로 보면 이런 모습은 사람을 놀리는 행동으로 보일 것이다. 하지만 그러한 독특한 인사법이 생겨난 역사적 배경이 있다고 한다. 9세기경 '랑마르다 왕'은 사원을 모두 파괴하고 승려를 백정으로 만드는 등 불교를 극심하게 탄압했다. '도깨비'라는 뜻에서 이름 붙여진 '랑마르다왕'은 머리에 뿔이 있고 혀가 없었기 때문에 항상 모자를 쓰고 다녔다고 하는데 당시 티베트 사람들은 악마가 '랑마르다 왕'으로 다시 태어났다고 믿었기 때문에 자신이 악마가 아니라는 의미에서 모자를 벗고 혀를 내밀었다고 한다.

각 나라마다 독특한 인사법이 있듯이 우리 전통의 인사법으로 큰절, 평절, 반절이 있다. 현재는 과거에 비해 절을 하는 경우가 줄어들었지만, 어른을 뵙고 예의를 갖춰 인사를 드릴 때나 관혼상제 등의 의식 행사에서는 절이 빠질 수 없으며 상황에 따라 남자는 각각 계수

배(稽首拜), 돈수배(頓首拜), 공수배(控首拜)의 절을 하고, 여자는 숙배(肅拜), 평배(平拜), 반배(半拜)를 한다. 기실 절은 예법의 형식일 뿐이다. '절'이란 윗사람에게 자신을 낮추는 형식일 뿐 그 이상도 그 이하도 아니다. 서양의 기독교 문화 계통에서는 우상숭배라하여 절을 하지 않는다. 특히 죽은 사람들에게 절을 하지 않는 이유는 이렇다. 기독교의 경우 사람이 죽으면 영혼이 육신과 분리되어 다시는 돌아올 수 없는 곳으로 간다고 말한다. 그러므로 기독교에서는 죽은 사람이 공중을 돌아다니거나 세상에 존재할 수 없으며, 세상 사람들에게 영향을 받거나 줄 수 없다는 것이다. 그래서 조상을 기리기는 하되, 그들을 섬김으로 복을 받으려는 절을 하지 않는다고 한다. 사실 입식문화를 가진 서양은 절이 부자연스러울 수밖에 없다. 서양인의 시각에서는 도대체 머리를 숙이고 무릎을 굽히며 바닥에 대는 '절'이 생소하고 조상에게 제사를 지내거나 법당에 가서 절을 올리는 것은 지극히 어색한 모습일 수 있다. 어쨌든 '절'의 형식을 우상숭배라 규정한 기독교적 시각은 여기서 기인할 것이지만 살았든 죽었든 공경하는 윗분에게 예를 올리는 것은 지극히 당연한 일이다. 따지고 보면 기도나 절이나 본질적으로 무엇이 다른가. 그런 점에서 우리의 시각으로 서양인들의 예절문화를 보면 참으로 무례하게 보일 수 있는 것도 많다. 절은 우상숭배가 아니라 윗분에 대한 예의를 표하는 우리만의 문화인 것이다.

한편 불교에서는 두 무릎과 두 팔꿈치와 이마의 다섯 부분을 땅에 붙여 온 몸으로 예배하면서 양손으로 부처님의 발을 받든다는 의미에서 오체투지를 한다. 원래 오체투지는 인도식으로 절하는 방법인데, 머리 . 다리 . 팔 . 가슴 . 배의 다섯 부분이 땅에 닿도록 납작하게 엎드려 절하는 예법이다. 그러나 우리나라 사찰에서 하는 큰 절 방법은 원래 있던 우리나라 고유의 절하는 방법에 인도식 오체투지 절을 가미해서 절충식으로 만든 것이다.

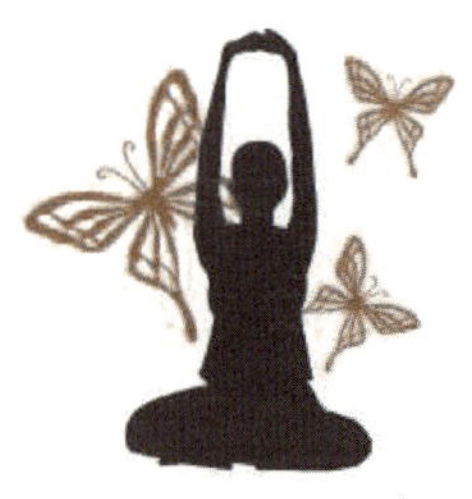

108배 다이어트 열풍

얼마전 배우 고소영씨와 문소리씨의 몸매관리 비법으로 '108배 다이어트'가 화제였다. SBS '힐링캠프, 기쁘지 아니한가'에서 고소영은 108배 다이어트를 즐겨한다고 밝혀 몸매관리에 관심 많은 여성들에게 큰 관심을 불러일으켰다. 문소리씨는 날씬한 몸매 비결을 묻자 "시간이 날 때마다 운동을 한다"며 "여기에 시간이 부족할 때가 많아 매일 아침 108배를 한다."고 답했다. 탤런트 배종옥은 11년째 매일 아침 108배를 하며 몸과 마음을 다스리는 명상을 하고 있다고 밝혔다. 그밖에 이효리, 신세경 등 유명 연예인들의 체험담이 소개되면서 인터넷에는 "108배는 어떻게 하느냐, 다이어트에 효과가 있느냐"는 등의 문의가 잇따랐다. 살을 빼기 위해 노력하는 사람들이 많기 때문에 확실하게 효과기 있느나는 것이 사실 가장 중요한 부분이었고 대부분이 종교적으로 민감하게 거부감을 갖지도 않았다.

20분 정도 108배를 할 경우 남성의 경우는 150칼로리를, 여성은 100칼로리를 소모 한다고 한다. 400m를 뛰는데 50칼로리가 소요된다고 하니 108배를 하면 1.2km 달리는 효과를 얻을 수 있다. 특히 여성의 경우는 무리하지 않고, 수영이나 런닝의 운동효과를 볼 수 있다. 다이어트에 고민 많았던 어느 한 여성의 이야기는 108배 다이어트의 효과를 잘 말해주고 있다. 옷가게에서 일을 하는 그녀는 직업 특성상 허리 등의 군살에 민감한 편이고, 전문가라고 해도 무방할 정도로 그간 시도해보지 않은 다이어트가 없었다. 무엇보다 적은 식사량으로 60kg 초반대의 몸무게를 유지하던 그녀에게 고민이 생겼다. 극히 적은 식사량을 유지하고 있는데도 점점 군살이 붙는 것이었다. 아침에 기능성 요구르트 하나, 점심에 공기밥 반 공기, 저녁은 안 먹거나 반 공기 이하로 먹으며 2년째 문화센터에서 에어로빅과 요가를 하는데도 불구하고 최근 6개월 사이 5kg 가까이 체중이 불어났다는 것이다. 음식 섭취량을 보거나 운동량을 보아도 체중이 불어날 이유가 없었지만 다이어트를 반복하는 사이 몸이 소량의 식사에 적응해버려 다이어트에도 내성이 생긴 것이다, 소량의 식사로도 몸이 여기에 적응해 충분한 활동을 할 수 있고, 일상생활을 하는 데 전혀 지장이 없지만 반복된 다이어트, 굶기식 다이어트에 의해 극히 적은 열량으로도 일상생활을 할 수 있는 최저 섭취, 최고 효율의 몸 상태로 바뀌게 된 것이다. 이런 현상은 특히 병적으로 다이어트에 집착하는 경우에 자주 볼 수 있다. 다이어트 전문가답게 그녀는 새롭게 108배 다이어트를 시작했고 최고의 효과를 볼 수 있었다. 체성분 분석을 통해 상대적으로 부족한 것으로 드러난 단백질을 더 공급하기 위해 탄수화물 위주의 식단을 바꾸고, 부종지수를 낮추기 위해 염분 섭취를 줄이며, 기혈순환을 촉진시키기 위해 108배 운동을 시행했다. 그렇게 꾸준히 108배를 함께 하면서 식생활을 바꿨더니, 1개월 후 5kg이상 체중이 줄어들었다 한다. 108배라는 규칙적인 아침운동으로 몸이 가볍게 느껴졌을 뿐 아니라, 단백질과 채소를 함께 섭취하는 식생활로 다이어트 기간 중 고통받던 변비도 없어졌다고 한다.

108배 다이어트는 잘못된 식습관을 근본부터 완전히 비꾸고, 기혈순환을 통해 몸의 대사량 자체를 높인다. 한편 과격한 운동으로 몸에 축적되는 활성산소는 노화를 앞당기는데, 저강도 유산소 운동 108배 다이어트는 무엇보다 노화가 두려운 이들에게는 참으로 효과적이다. 또한 108배 다이어트는 평소 쓰지 않는 전신의 근육을 부드럽게 스트레칭하면서 무리하게 사용하지 않기에 척추와 골반의 비대칭을 바로잡아 몸매유지에도 그만이다.

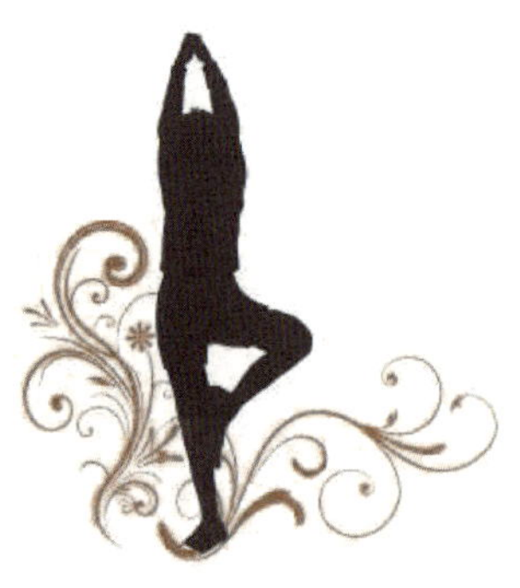

마음과 정신을 쉬게 하라

절 운동은 몸동작과 함께 번뇌나 잡념들과 싸우는 정신 수양적인 면이 포함된다. 이런 단조로운 움직임을 동반한 마음, 비움 과정은 마음을 신체에 집중하게 해 정신력이나 집중력을 높이는 효과를 주게 된다. 이 마음의 비움 과정을 명상이라 한다. 절 호흡 명상은 자기 마음속을 들여다보는 매우 훌륭한 방법이다. 잡념을 날려버리고 마음을 안정시켜 평화를 얻는 가장 좋은 방법인 명상은 어려운 것이 아니다. 종교나 요가나 특정 부류의 사람만이 해야 하는 것도 아니며 더 높은 경지에서 세상사를 포용할 수 있다는 마음을 가진다면 훌륭한 명상이 되는 것이다. 절 호흡 명상은 바로 평화롭게 하는 수행법이다.

사실 명상이란 쉬는 것이다. 몸은 물론이고 마음과 정신까지 쉬는 것이다. 우리가 지닌 에너지는 몸을 움직일 때만이 아니라 마음과 정신을 사용할 때도 쓰인다. 몸을 쉬게 하는 것은 쉽다. 자신이 편안한 자세를 취하면 된다. 자신이 편안한 자세를 취할 수 있으면 일단 명상에 들어갈 준비가 된 것이다. 다음으로 마음과 정신을 쉬게 하면 된다. 그저 가만히 있으면 될 것 같지만 생각보다 쉽지 않다. 고요히 쉬고자 하면 정신과 마음이 움직이기 시작한다. 이 움직임은 한번 시작되면 걷잡을 수 없다. 이미 지나버린 과거의 일과 다가오지도 않은 미래의 일까지 정신과 마음이라는 놈은 다 관여를 한다. 정신이 그렇게 휘젓고 다닐 때마다 우리의 마음 에너지도 함께 쓰인다. 정신이 만들어낸 상황에 따라 감정도 일렁이기 때문이다. 그런 상태는 명상이 아니다. 몸은 쉬고 있지만 마음과 정신이 쉬지 않기 때문이다. 그래서 명상을 할 때는 미친 듯이 돌아다니는 마음과 정신을 붙잡아 두기 위해 여러 가지 방법을 쓴다. 경을 읽거나 주문을 외우는 게 그런 이유에서이다. 가장 널리 쓰이는 방법은 숨을 활용하는 것인데 이는 몸에 드나드는 숨에 의식을 집중함으로써 정신과 마음을 다스리는 방법이다. 그래서 절 호흡 명상이 몸과 마음을 쉬게 하는 좋은 수행법인 것이다. 절 명상, 걷기 명상, 춤 명상 등의 '생활명상'은 몸은 움직이되 마음과 정신을 쉬게 하는 것으로 지금 하고 있는 일에 마음을 모으는 것이다. 밥을 먹을 때는 밥을 먹는 일에만 마음을 두고, 설거지를 할 때는 설거지에 마음을 두며, 걸을 때는 걷기에만, 누구와 대화를 나눌 때는 그 사람과의 대화에만 마음과 정신을 쏟는 것이다. 어린아이의 행동을 떠올리면 이해가 쉽다. 아이는 자기가 좋아하는 장난감에 빠져 있으면 옆에서 누가 뭐라 불러도 돌아보지 않는 것과 같은 이치다.

이처럼 틈틈이 시간을 내어 몸과 마음과 정신을 쉬게 하고 또 생활 속에서 자기에 맞는 명상을 하다 보면 몸과 마음이 편안해진다. 가슴 속에서 행복감이 솟아나고 엉클어진 일을 헤쳐 나가는 지혜가 생기기도 한다. 무엇보다 명상은 평화로움과 행복감을 준다. 얼마 전 사순절에 강남의 향린교회에서 생명평화를 염원하며 절명상을 하였다고 한다. 종교와 관계없이 모든 사람이 평화로움과 행복감을 갖는다면 얼마나 아름다운 일인가. 예수님은 우리가 하나님의 자녀라고 말씀하셨다. 부처님은 우리 안에 불성이 있고, 우리가 바로 부처리고 말씀하셨다. 다시 말하면 우리 안에 하늘을 빼닮은 지고지순한 불멸의 존재가 있다는 것이며 이를 기독교에서는 그리스도, 불교에서는 불성이라고 한다. 요가에서는 이를 진아라고 하고, 동양의 선도에서는 하늘사람, 진인, 금선 등으로 부른다. 모두 같은 말이다. 우리는 바로 그런 위대한 존재들이다.

우리는 그리스도로, 부처로, 한울님으로, 하늘사람으로, 진인으로 살아가며 베풀고 용서하고 사랑하며 살 수 있다. 이는 나보다 다른 사람이 더 잘되기를 바라고, 만나는 모든 존재들에게 친절하게 대하며, 우주의 모든 존재가 행복하기를 바라는 마음을 갖는 것이기도 하다. 그런 마음을 지니고 살 때가 바로 최고의 명상을 하는 상태인 것이다. 그런 마음을 가진 이들, 그런 마음으로 명상을 하는 이들이 많아지면 바로 이 땅이 천국이요 서방정토가 될 것이다. 절 호흡 명상의 목적은 나뿐 아니라 모든 존재가 건강하고 행복한 바로 그런 세상을 만드는 데 있다. 좋은 것을 공유하는 것, 아름답지 않은가.

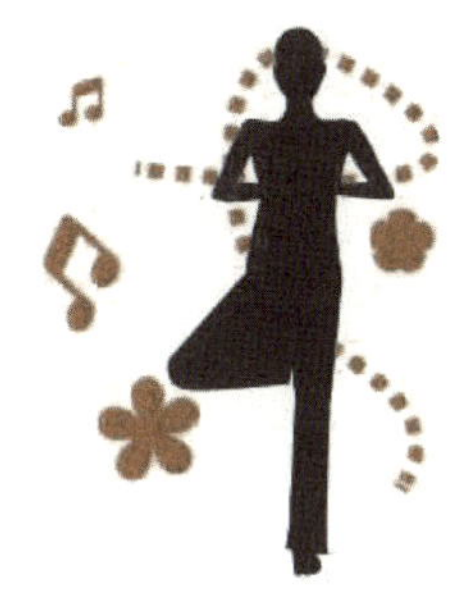

종교의 벽을 허물다

절하는 방법은 종교에 따라 그 형식과 방법이 조금씩 다르지만 자신을 바쳐 대상을 공경하고 받들고 섬긴다는 의미는 어떤 종교를 막론하고 같다. 모든 종교에는 절하는 의식이 있으며 무릎을 꿇고 머리를 상대의 발아래 조아린다는 데에는 별반 차이가 없다. 예를 들어 성경에는 사람이 예수의 발에 입을 맞추며 공경하는 이야기가 나오는데, 이는 제자와 신도들이 부처의 발에 이마를 대고 입을 맞춘 것과 조금도 다르지 않다. 바로 종교적 대상에 대한 최대의 공경의 동작이 곧 절인 것이다. 단지 다른 점이라면 대부분의 종교에서 절은 예배 의식의 하나로 행해지는데 반해, 불교에서는 절이 의식을 넘어 종교적 수행의 차원으로 승화되었다는 점일 것이다.

몸을 낮춰 바닥에 엎드리는 절은 인간이 취할 수 있는 가장 겸손한 자세이다. 절하는 마음의 출발점은 겸손이다. 이 겸손한 자세에서 다시 자신을 되돌아보도록 한다. 겸손은 예로부터 심신의 수양과 대인관계에서 갖추어야 할 덕목으로 중요시 해왔다. 다른 사람을 존경하고 사랑하는 마음으로 스스로를 낮추는 것, 무조건 자신을 깎아내리거나 모자람을 이야기하는 것이 아니라 자신과 타인에 대한 존중에 바탕을 둔 것이 바로 겸손이다. 존중하는 마음에서 겸손이 행해지고, 겸손에서 예의와 질서가 생기며, 예의와 질서를 통해 공동체가 유지된다. 겸손은 공동체를 유지하는 기본 토대가 되는 것이다.

이런 절은 종교를 떠나 자신을 낮춤으로서 마음의 평화와 해탈을 얻고자 하는 구도자들이 몸과 마음을 단련하기 위해 선택한 오랜 수행법이기도 하다. 고대 요가로부터 기인한 절수련(절 운동)이 사람의 정신은 물론 몸도 맑고 건강하게 단련시켜 준다. 최근 절이 몸의 건강과 정신을 맑게 해주는 아침 운동법으로 각광을 받으면서 절을 열린 마음으로 받아들이는 종교인들도 많이 있다. SBS스페셜 '0.2평의 기적'에 절하는 신부님으로 출연한 경산성당의 정홍규 신부는 "절을 한지 4년 정도 되었는데 하루 30~40분씩 방이나 산, 학교 운동장 같은 자연공간에서 절을 많이 합니다. 누구나 높은 곳만 보려하고 아래를 보려하지 않는 세상에서 절은 몸과 마음이 낮은 곳으로 향하게 합니다. 절의 가장 큰 의미는 바로 거기에 있습니다."며 절을 하는 이유를 밝혔다. 정홍규 신부는 108배가 아니라 109배를 한다. 정 신부는 "하나님께 감사드리며 첫 번째 절을, 이 세상에 태어나게 해 주신 부모님께 감사하며 두 번째 절을, 숨 쉬며 살아 있는 것에 감사드리며 마지막으로 109번째 절을 한다"고 밝혔다. 천주교 신자로 사무실에서 절을 하는 우광택 변호사는 절을 하면서 "천주님 감사합니다"고 외친다. 20년 넘게 신앙생활을 한 울산의 한 교회 집사인 박경수(55)씨에게 절은 기도의 다른 형태이다. 박경수씨는 "저는 수련의 한 방법으로 절을 합니다. 저에게 절은 하나님과 만나는 또 하나의 방법입니다. 하나님은 우리가 어떤 종교적인 형식에 얽매이는 것보다 진정으로 내 안에 있는 영과 혼을 느끼고 그 영혼이 성장하여 그분과 하나 되는 것을 더 기뻐하지 않으실까요? 절은 영혼을 성장시키는 좋은 방법입니다"라고 말한다. 불교 신자만 절을 한다는 선입관을 벗어버리자. 불교인이 아닌 기독교인이나 천주교인이라도 부처님께 절하는 것이 아니라, 예수님, 하나님 안에서 기도한다고 생각하거나, 명상을 한다는 생각으로 하면 참으로 좋을 듯하다.

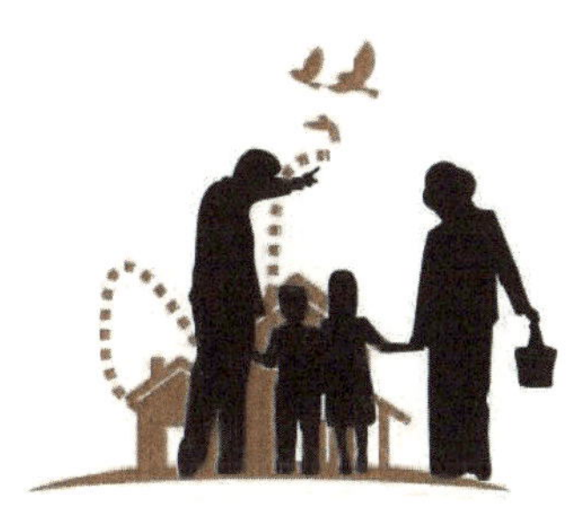

바른 인성이 쑥쑥

최근 각종 수행이 청소년들의 인성 교육을 돕
고 학습능력을 높이는데 효과가 있다는 연구
가 연이어 발표되면서 수행을 청소년 교육에
도입하는 학교가 늘고 있는 추세다. 얼마 전
‘명상기법을 통한 청소년 지도’를 주제로 세미
나가 열렸는데 그 중에서도 가장 관심을 끈
발표는 자양사회복지관 부설 나란타대안학교에
서 진행하고 있는 ‘108배를 통한 호흡명상’이
었다. 나란타대안학교에서 학생들을 지도하는
장인진 사회복지사는 “총 6주간 108배를 통한
호흡명상을 진행하면서 참가자들의 명상 참가
전 정서 상태와 명상코스가 끝난 후 정서 상
태를 심리검사를 통해 비교 분석한 결과 주의
력 집중력이 향상된 것으로 나타났다”며 “명상
의 효과를 과학적으로 실증하는 계기가 되었
다”고 설명했다.
장 복지사는 “명상을 하기 전 학생들은 주의
가 산만하고 수업에 집중하지 않던 아이들이
시간이 지남에 따라 정서적 안정을 보이고 수
업에 열중하게 되면서 학습효과가 향상되어
가는 것을 느꼈다”고 덧붙였다. 장 복지사는
“또한 학생들의 정서적 문제는 학생 개인의
문제만이 아니기 때문에 학생 부모와 함께 참
여하는 것이 효과적이라 판단 부모님과 함께

하는 108배 명상을 함께 진행했다"고 밝혔다. 이날 장 복지사는 영상자료를 참가자들에게 보여주었는데 여기에 출연한 한 학생의 어머니는 "처음에는 아들이 함께 하는 것을 꺼려했는데 제가 계속 하는 것을 보던 아이가 어느 날부터 같이 절을 하기 시작했고 그 다음부터는 자신이 먼저 절을 하기 시작했다"며 "절을 함께 하면서 아들과 서먹하던 관계가 조금씩 변해 지금은 편하게 대화할 수 있어 무척 기쁘다"고 말했다.

한편 ADHD(주의 집중력 결핍 장애) 학생들에게도 절 운동은 뚜렷한 효과를 발휘했다. 얼마전 방영된 KBS 1TV '생로병사의 비밀'에서 절 운동의 효과를 전해 관심을 모았는데 제작진은 집중력이 떨어지는 학생 14명에 '108배 절 운동 프로젝트'를 실시했다. 처음에 하기 싫어하던 학생들은 시간이 지나면서 점차 안정감을 찾고 조금씩 변화를 느끼기 시작했다. "짜증만 난다, 왜 하는지 모르겠다."던 학생들은 5주간의 절 프로젝트를 진행하면서 "편안해진다" "기분이 좋아진다."고 변화된 소감을 밝혔다. 검사 결과 학생들의 주의력 결핍 장애 역시 호전된 것으로 조사됐다.

전북 익산시 모현동에 있는 원광여자고등학교

는‘108배 인성교육’을 실시하고 있다. 대학진학에 있어서 갈수록 우수한 성적을 보이고 있는 이 학교의 교육은‘지식’보다‘사람됨’을 중시한다. ‘108배 인성교육’은 인격수양과 건강증진을 동시에 추진하는 교육방법으로 단전호흡, 명상훈련, 일기쓰기, 공부를 통한 예절지도, 마음공부 일기 모음집 발간 등 다양한 프로그램과 함께 운영하고 있다.‘108배 인성교육’은 학생은 물론 교사도 함께 하는데 이 교육은 10~20여 명씩 소모임으로 진행하는 것이 특징이다. 학생들은 학년 초에‘108배 동영상’시청을 통해 108배의 효과와 방법을 배운다. 이어서 반별로 희망자를 조사하여 소모임을 조직한다. 소모임에서는 108배를 할 장소와 시간을 정하고 실행한다. ‘108배 인성교육’을 통한 효과는 우선“기본적인 생활습관의 체질화와 긍정적인 자아실현 그리고 인격수양”이다. 마음의 평화와 함께 건강증진이 되어 학업에 도움을 준다는 것이다. ‘108배 인성교육’은‘절(인사)’을 중요하게 여긴다. 절을 할 때 행해지는 호흡은 부교감신경을 활성화시킨다. 심신의 안정을 주어 인성교육에 크게 도움이 되는 것이다.

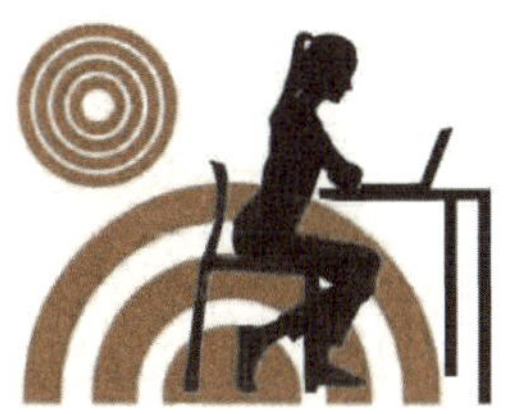

"절하면 공부가 더 잘돼요."

절 운동은 집중력을 강화시키며 뇌를 일깨운
다. 특별히 이 부분의 효과를 집중해서 다룬
것이 얼마 전 생로병사의 비밀에서 나왔던
'108배의 수수께끼'로 108배 수행이 뇌를 일
깨우며 집중력을 강화시키는데 크게 효과가
있음을 보여주고 있다. 머리를 땅까지 낮추었
다가 올리기를 반복하는 운동을 하게 되면 머
리의 혈류 변화가 많아지고, 그것은 곧 집중력
강화로 이어지며 나아가 인체의 면역력 증가
로 이어진다고 한다. SBS 스페셜에서는 걷기
운동군과 절 운동군의 4주간의 비교실험을 통
해 걷기 운동을 한 사람들보다 절 운동을 한
사람들이 전전두엽의 활성화가 넓게 나타나고
그에 따라 걷기 운동군보다 집중력이 6% 높
게 나타났다는 사실을 보여주었다. 전전두엽은
사고와 판단을 관장하며, 동기부여, 주의집중,
의욕, 상황판단, 폭넓은 사고, 계획 세우기, 자
재능력, 상황판단 등을 주로 관장하는 곳으로
전전두엽이 많이 활성화될수록 사고와 판단
등 주의 집중력이 더 높아짐을 나타낸다.
그래서 SBS와 KBS에서 했던 두 번의 절 운동
방송에서도 보여주었듯이 대안학교 학생들이
4주 및 6주간의 절 운동 실험을 하고 난 뒤에
주의력 결핍과 과잉행동장애가 호전되고, 자아

존중감과 자신감이 향상되었으며, 시각적, 청각적 충동성이 크게 감소하고, 부주의가 정상 범위로 호전되었으며, 집중력이 향상되고 우울증 척도 또한 떨어진 것으로 나타났다. 또한 실제로 불교 종립 고등학교에서 매일 108배를 하는 아이들이 학업 성취도와 집중력, 주의력, 성적 등이 올라가고 있었다.

절 운동이 공부에 큰 도움을 주었던 일화를 하나 소개한다. 지금은 재가 불자의 참선 수련 도량으로 바뀌었지만 십여년전 해인사 원당암은 고시생들이 많기로 유명했다. 원당암에서 공부하여 사법고시에 합격한 사람이 10여 년 동안 50명도 넘었기 때문이다. 자연히 방을 얻으려는 고시생들이 많았고 경쟁이 치열해지자 원당암 스님들은 네 가지 규칙을 정하여 그 규칙을 준수히겠다는 사람들만 받아들였다. 첫째, 새벽 예불에 참석해야만 한다. 둘째, 술과 담배를 피워서는 안된다. 셋째, 여자 친구 방문을 금지한다. 넷째, 주지 스님 허락 없이는 바깥출입을 금한다. 처음 이렇게 다짐하고 원당암에 있게 된 고시생 중, 3명의 학생이 몰래 해인사 관광촌으로 내려가서 술을 먹다가 주지 스님께 들키고 말았으며 이들은 원당암에서 쫓겨나게 됐다. 그러나 3명의 고시생은 집

으로는 돌아갈 수 없는 노릇이었으며 궁리 끝
에 일타스님께 통사정을 했고 큰스님을 만날
수 있었다.

큰스님은 "너희들, 사법고시에 꼭 합격하고 싶
지?"

"예!"

"그런데 공부는 잘 되지 않고?"

"예, 공부하기가 통 싫습니다."

"내가 공부하고 싶도록 해줄까? 공부 잘 되도
록 하는 방법이 있다."

"어떻게요?"

"너희 마음대로 안되는 것을 마음대로 할 수
있도록 하는 것이 부처님의 법 아닌가! 내가
시키는 방법대로 해볼테냐 ?"

"예, 공부만 잘 된다면 하지요."

"첫째, 너희들이 절에 와 있으니까 부처님께
절을 해야 한다. 새벽 예불 목탁 소리가 나거
든 무조건 법당으로 달려가서 절 108배를 해
라. 108배를 하면 아침에 국민 체조를 하는
것보다 더 좋다. 몸이 아주 건강해진다. 손가
락 발가락까지도 운동이 다 되고 목운동, 허리
운동, 발목 운동, 온 전신운동이 다 되는 것이

니까. 운동 가운데 절하는 운동보다 더 좋은
운동이 없다. 할 수 있겠느냐?"

"예."

"이렇게 부처님께 108배를 드리면서 '부처님,
공부 재미있게 해주십시오. 공부 재미있게 해
주십시오. 시험에 꼭 붙게 해주십시오.' 하면서
간절히 기원해야 한다."

"두 번째 잠들기 직전에 관세음보살을 부르고
자는 것이다. 먼저 코로 심호흡을 세 번 또는
일곱 번하고, 관세음보살을 아주 빨리, 108번
을 불러라. 처음에는 3-40번밖에 못 부를 것
이지만 일단 한숨 동안 부르고 나서 '관세음보
살님! 꼭 시험에 되게 해주십시오. 공부 잘 됩
니다. 공부가 재미있습니다.' 이렇게 3번 기원
을 해라. 그렇게 한숨에 염불을 세 번 또는 일
곱 번 정도 하여야 한다."

"스님, 왜 관세음보살을 그렇게 빨리 불러야
합니까?"

"관세음보살을 천천히 부르면 생각이 서울 갔
다가 대전 갔다가 부산 갔다가, 왔다갔다하게
된다. 그럼 효과가 없어. 관세음보살을 아주
빨리 부르면, 부르기 급한데 어디 갈 여가가
있나? 생각이 도망칠 틈이 없게 되고 마음이

하나로 모이니까 틀림없이 힘이 모이게 되는
것이다."

"그리고 공부를 하다가 정신이 흐릿해지거나
마음이 풀어질 때에도 이렇게 관세음보살을
불러 보아라. 아주 큰 도움이 될 것이다."

학생들은 아주 좋아하면서 꼭 실천하겠다고
다짐하였고, 원당암에 다시 머물 수 있게 되었
다. 그날부터 시험 치기 전까지 약 100일 동
안 세 학생은 기도와 공부를 부지런히 했고,
마침내 세 사람 모두 사법고시에 합격하였다.
기쁨에 넘친 그들은 법관 교육을 받기 위해
사법연수원으로 가기 직전, 일타스님과 큰스님
께 감사 인사를 드리려 해인사를 찾았으며 시
험장에서 있었던 무용담을 늘어놓았다.

"스님, 시험장에 앉아 주위를 돌아보니 모두가
백짓장 같은 얼굴을 하고 있었습니다. 제 얼굴
을 가진 사람은 저희들뿐인 듯했습니다. 저희
들은 시험지가 나오기까지 일심으로 관세음보
살을 불렀습니다. 마음이 그렇게 편안할 수가
없었습니다."

"그런데 스님, 막상 시험문제를 받고 보니 거
기에 기적이 있었습니다. 원당암 앞길을 산책
하다가 갑자기, '아차! 그 문제 한 번 더 보아

야겠다.'고 하여 꼼꼼히 살펴본 문제, 부처님께 절하다가 생각이 나서 한 번 더 찾아본 문제 등, 일부러 기억하고 거듭거듭 따져 봤던 문제들만 출제되어 있었습니다. 어찌 저희들이 떨어질래야 떨어질 수 있었겠습니까? 스님, 감사합니다. 모두가 스님 덕입니다."

"나도 너희들 덕에 법문할 이야깃거리가 하나 더 생겼구나. 나도 너희들에게 감사한다." 모두 그렇게 웃음꽃을 피웠다 한다.

2장
제 얼 찾기

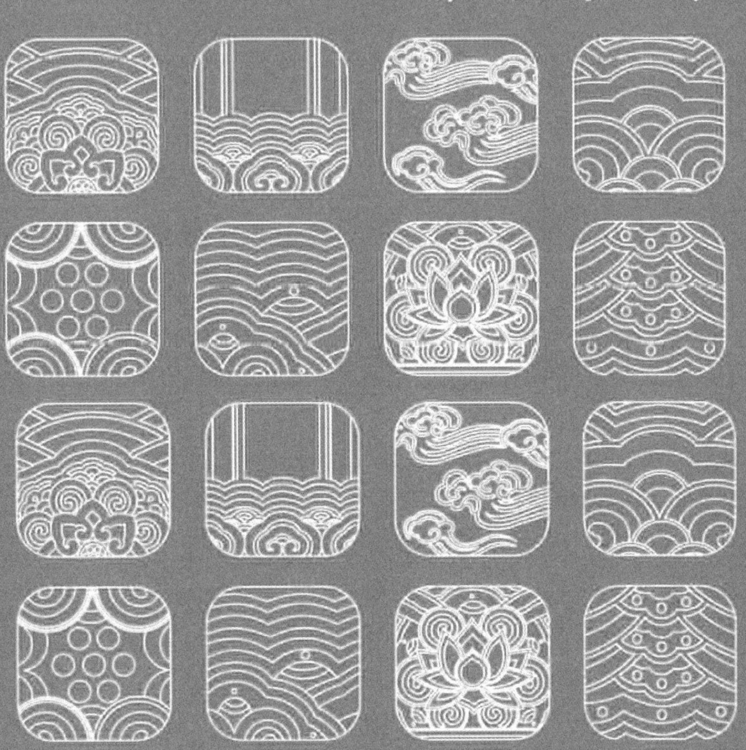

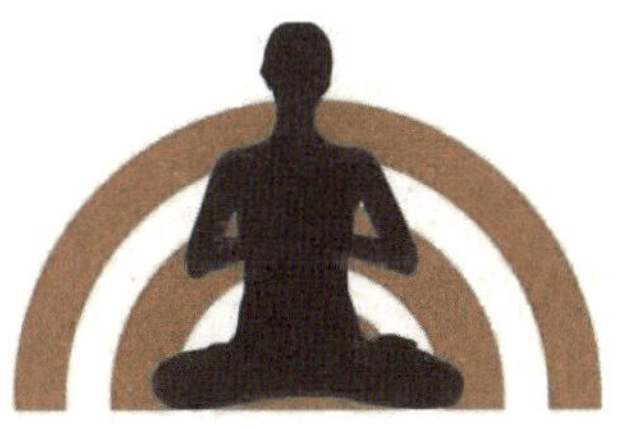

엉터리 포교, 그리고 자성

지난 2004년 초 포교사 품수식 이후 25교구본사 봉선사 사찰 안내팀 소속으로 군 법회를 진행한 일이 있다. 당시 포교사 고시 상위 성적, 매일 3~7시간씩 기도를 했다는 자만심, 다른 포교사들보다 강의력이 뛰어나다고 자부하며 75사단 250명 장병들의 법회를 진행하게 된 것이다. 아주 쉬운 기본 불법승 삼보에 대한 설명을 시작한 지 5분도 안되어 3분의1 이상의 장병들이 설법에 집중하지 못하고 졸고 있을 때, 당황하여 분위기 전환을 위한 연애경험담, 여성 심리학, 여자들의 환심을 얻는 법 등의 강의로 박수치고 웃고 즐기는 분위기로 강의를 끝냈다. 법회에 참석한 장교님들의 배웅을 받고 뒤돌아서면서 '과연 포교사로서 법사대우를 받을 수 있는 설법인가' 부처님께 죄송하고 '이런 설법을 하려고 새벽까지 공부를 해서 포교사가 되었나? 무엇으로 전법을 한단 말인가?' 포교의 일선에서 자만, 교만이 부끄러움이 되어버린 것이다. 음담패설을 지껄이는 강사가 되어버린 현실이 한심하기만 하였다. 한 생각 다시 내어 2004년 6월 14일, 오전 10시부터 대비주가 행주좌와 수행으로 이어지면서, 매일 108배 이상 절을 하고 자신을 채찍질할 수 있었던 것은 관세음보살님에 대한 굳은 믿음, 큰 신심을 내려고 노력한 결과였다. 그런 가운데 몽중, 현전, 명훈가피를 경험하였고 절 운동은 사람들에게 건강한 생활을 할 수 있게 해준다는 확실한 믿음을 갖게 되었다.

필자는 108배 수행을 통해 가슴 답답한 증상과 어려서부터 고생하던 소화기 질환, 중학교 때 축구를 하다가 왼쪽 무릎을 다쳐 수시로 통증이 있었던 증상이 호전되었기에 더욱 신심을 내어 기도 정진과 교학에 몰두할 수 있었다. 이 모두가 수행의 가장 기본이 되는 절 수행에 충실했기 때문이라고 생각한다. 절 수행은 불교수행의 전체로 볼 때, 건물을 지을 때 기초공사를 하는 것과 같다고 확신한다. 건강하지 못한 신체로는 수행을 하는 것이 어렵기에 체력을 다지고, 호흡을 조절 할 수 있는 절 수행이야말로 초발심 불자에서 기존 수행자들까지 필수적인 수행법이라고 생각된다.

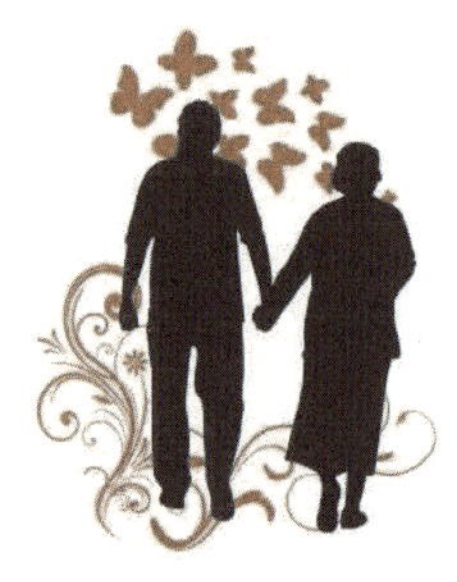

절 운동과 또 다른 인연

필자가 더욱 본격적으로 절을 하게 된 동기는 2002년 3월 아내가 젊은 나이에, 살고 있던 아파트 부녀회장이 되고 나서 평소 부정과 비리를 지나치지 못하는 성격 탓에 입주자대표들의 잘못을 아파트 각동 게시판에 '부당 지출'이라는 문구의 게시물을 붙인 것이 계기가 되었다. '부당 지출'이라는 단어가 결국 명예훼손 사건에 억울하게 약식기소가 되고나서 필자가 경영하는 회사에 아주 중요한 역할을 하시는 전무이사님의 교통사고가 나는 등 좋지 않은 일이 연이어진 것이다. 아내의 극심한 스트레스와 억울함이 금슬 좋기로 소문이난 우리 부부에게 위협이 됐다. 아내는 6kg의 체중 감소, 필자는 가슴이 답답하고 울렁증과 함께 소화불량과 학창시절 왼쪽 무릎을 축구하다 친구와 부딪혀 다쳤던 후유증으로 통증이 더욱 심해졌었다. 엎친 데 덮친 격이었다. 우리 부부가 한창 힘들어 할 때인 2002년 6월 5일 오후 부부가 함께 우연히 고양시 고봉산 소재 사찰을 들르게 되어 저녁예불을 드리게 되었다. 스님의 염불소리를 들으며 무죄를 간절히 기원하며 절을 했고 약식명령 30만원이 큰돈은 아니지만 평소 양심을 속이며 살아온 삶이 아니었기에 정식재판을 청구하고 아내의 억울한 마음을 풀기 위해 간절한 마음으로 절을 하며 무죄 판결 받기 위해 백일기도를 시작했다. 이왕 시작한 기도이니 만큼 원하는 결과를 얻을 때까지 하려고 마음먹고 매일 절을 찾아 절도 하고 염불도 했다. 기도에 최선을 다하던 어느 날 평소 하던 대로 땀을 흘리며 참선을 하는데 참으로 희유한 경험을 하게 됐는데 숨을 내쉴 때 호흡이 나가는 게 보이기 시작하였다. 숨을 내쉴 때 코끝으로 부터 1미터쯤 나가다가 되돌아 코로 들어오고 가슴을 지나 배에 머물다가 코로 나가고 다시 1미터 가량 나가고... 속으로 웬일인가 놀랐지만 하도 신기한 체험이라 그냥 계속 호흡을 쳐다보며 좌정하고 그 상태를 유지했다. 편안한 마음과 환희의 기쁨을 맛보는 체험을 하게 되어 기도를 끝내고 주지스님을 만나서 도대체 어찌 이런 체험을 할 수 있는 가를 여쭸다. 같이 수행하던 도반 중에 무술수련 하는 도반이 호흡을 본다는 소리를 들었었고 예전에 스님 한분은 호흡을 보며 날라 다닌다고 하다가 낭떠러지에서 떨어져 죽었다는 소리를 들은 적이 있다고 이야기 해 주었는데 속 시원한 답은 아니었다. 그냥 매일 매일 저녁 기도에 절과 염불 호흡을 보는 재미에 빠져서 아내와 차를 운전

하고 올 때는 편안함과 기쁨을 안고 귀가하곤 했었는데 결국 호흡이 차츰차츰 길어지는 게 보이고 나중에는 수십미터까지 호흡이 길어지게 됨에 대한 의문이 들기 시작했다. 때문에 불교대 대학원 공부를 시작하였고 호흡에 관련된 경전이 대념처경과 안반수의경이 있음도 알게 되고 자꾸만 호흡이 길어지는 연습과 욕심 때문에 호흡이 이상이 생기게 될 무렵인 11월 어느 날이었다. 매일 천배 수련을 하며 일주일 만에 낙산사를 다녀온 필자가 철야 기도를 마치고 돌아와 세상에 태어나 그리 심한 몸살감기에 고통스러움을 느끼면서 말뚝신심도 내 몸이 무너지면 소용이 없음을 알게 되었다. 절을 통해 호흡을 보았고 호흡에 집착하다 또 건강이 무너지고 그래도 자리를 털고 더 열심히 기도를 시작 하였으니 결국 이듬해 1심에서 무죄에 이어 2심에서도 무죄판결 확정으로 마음의 평정을 얻게 되었다.

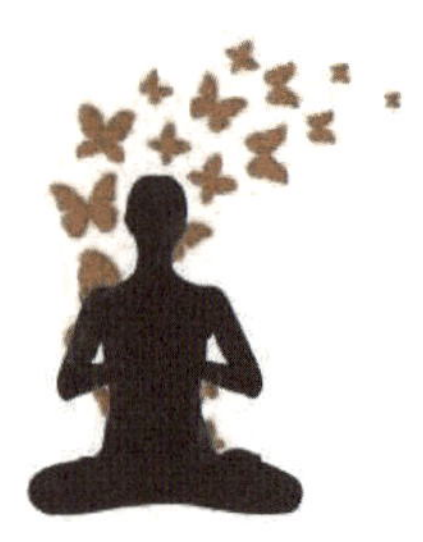

나를 다스리는 절 운동

부모와 자식, 부부간 모든 가정에 갈등은 있게
마련이다. 예를 들어 아이가 엄마 말을 안 듣
고 공부를 안해서 괴롭다. 그래서 '"우리 아이
가 잘되게 해주십시오."'라고 기도를 한다. 그
런데 '그렇게 기도한다고 아이가 잘되는 게 아
니다. 아이가 왜 엄마 말을 안 듣고 공부를 않
는지 원인을 살펴보아야 한다. 우선 자기 마음
속에 깊이 맺혀 있는 업장이 무엇인지를 알아
야 한다. 살펴보았더니 엄마가 아이에게 바라
는 것이 많았다. 평소 남편에 대한 기대가 충
족되지 않아서 불만이 쌓이고 그런 남편에 대
한 의지심이나 기대 같은 것이 아이에게로 쏠
리게 된 경우인 것이다. 그렇게 해서 아이에
게 지나친 기대를 하게 되면 아이는 점점 더
무거운 짐을 지게 되고 그것을 아이가 이겨내
지 못하게 되면 엄마에게 불만을 갖게 된다.
이럴 때 남편에게 참회기도를 해야 한다. 남
편에게 참회기도를 해서 남편에 대한 불만이
사라지고 기대가 작아지면 아이에 대한 불만
은 저절로 사라지게 된다. 그렇게 아이에 대한
불만이 사라지면 아이 또한 엄마에 대한 반감
이 저절로 사라지게 되는 것이다. 이렇게 자기
마음 밑바닥에 잠재된 근본 원인이 무엇인지
를 찾아야 한다. 그 근본 원인을 찾아 풀어나

가면서, 마음속에 맺혀 있는 가장 근본적인 뿌리를 뽑아버리면, 그에 얽힌 다른 것들은 저절로 해결된다. 다시 말해서 마음 가장 깊은 밑바닥에 있는 상처, 스스로도 제대로 인식하지 못하는 그 깊은 응어리를 찾아서 풀어 가면, 그것으로 말미암아 파생되었던 나머지 문제들은 저절로 사라지게 된다. 그러므로 핵심을 찾아 집중해서 응어리를 풀어야 하는 것이다. 이것이 업장 소멸이다. 어떤 사람은 어릴 때 부모님이 제대로 키워주지 않고 공부도 시켜주지 않아서 부모에 대한 원망의 응어리가 마음 밑바닥에 깔려 있었다. 이렇게 부모에 대한 기대가 무너진 사람은 남편이나 아내에게 기대를 충족하려고 하는 경우가 많다. 그래서 남편이나 아내에게 또 다시 불만을 갖게 되고 그것이 채워지지 않으면 자식에게 기대를 갖게 되고 그게 또 불만을 낳게 된다. 드러난 현상만으로 보면 자식과의 문제 같지만, 조금 더 깊게 보면 남편이나 아내 문제. 좀 더 깊이 살펴보면 부모로부터 온 문제이다. 이럴 때 부모에게 참회기도를 해야 한다. 그래야 마음속 응어리가 풀어지게 되는 것이다. 각자가 갖고 있는 고민이 무엇인지, 마음 깊이 맺힌 원망이 무엇인지, 자기 마음의 밑바닥을 잘 관찰해서 그 업장이 소멸될 수 있는 기도를 하는 것이 중요하다. 업장은 마음 깊숙이 자리 잡고 내 삶의 많은 부분을 움직이고 있다. 나의 말과 행동과 사고는 무의식적으로 업장에 좌우되고 있다. 그러므로 마음 깊이 맺힌 것을 찾아서 집중적으로 절 수행을 통하여 진참회(眞懺悔)하면 내 삶에 놀라운 변화가 오게 된다.

 우선 마음이 편안해진다. 자신에 대한 이해의 폭이 넓어지면서 다른 사람의 행동이 이해가 된다. 다른 사람들과의 관계에서 별다른 문제가 없어지면서 세상이 아름다워지는 것이다. 이것이 바로 해탈의 길이고 열반의 길이다. 누군가를 미워하고 원망하는 것은 자기가 지은 바 인연을 알지 못하기 때문이다. 자기가 지은 인연을 알지 못하고 결과만을 가지고 보니까 자꾸 억울하고 분한 생각이 드는 것이다. 자신이 지은바 인연을 알게 되면 억울하고 분한 마음이 사라지게 된다. 이렇게 참회 절 수행을 하면 내 인생에 힘이 생긴다. 몸이 안 아프고, 뭐든지 일이 척척 잘되고, 남들에게 칭찬을 들어야 행복한 게 아니다. 자신의 인연과 업보를 알고 수행하면 갖가지 병고에 시달리고 실패를 만나고 비난을 받아도 해탈할 수 있다. 거기에 자유의 길이 있고 행복의 길이

있다. 기도가 무엇인지, 기도를 어떻게 해야
하는지, 마음을 어떻게 다스리는지 안다고 해
서 곧바로 업장이 소멸되는 것은 아니다. 기도
수행을 하는 과정에서 마장을 만나게 된다.
마장은 마구니가 수행을 방해한다는 의미다.
마장은 어떤 사탄이나 마귀가 있어서 우리의
수행을 방해하는 것이 아니다. 마장은 망상과
잡념 등 여러 형태로 온다. 그 가운데 과거의
잘못된 생각, 어리석은 생각을 버렸다고 생각
했는데 그 뿌리가 사라지지 않고 다시 되살아
나서 나타나는 경우가 많다. 한번 예를 들어보
자. 어떤 부인이 남편이 술을 먹고 집에 늦게
들어오는 것이 늘 불만이었다. 이걸 해결해 보
려고 여기 저기 용하다는 곳에 가서 점도 쳐
보고 굿도 해보고 기도도 해보았지만 남편은
고쳐지지 않는다. 그런데 이렇게 술 마시는 남
편의 버릇을 고쳐야겠다는 것은, 나는 옳고 남
편은 틀렸다는 생각에 뿌리를 두고 있다. 술
먹는 남편의 버릇은 나쁜 것, 고쳐야 하는 것
이고 그것을 고쳐야 한다는 나의 생각과 행동
은 옳은 것이라고 전제하고 있다. 그래서 '어
떻게 하면 남편을 고칠 수 있을까?' 하는 좋은
방법을 찾는 것만이 관심사이다. 그런데 절 명
상 수행은 이 문제의 원인을 남편에게 두지

않고 자기를 돌아보게 하는 것이다. 남편은 틀렸고 나는 옳다는 생각은 '술은 나쁜 것'이라는 생각에 근거를 두고 있다. 그런데 술은 나쁜 것이라는 게 바른 생각인가 하는 것이다. 그럼 술이 좋은 것인가? 그것도 아니다. 술은 좋은 것도 아니고 나쁜 것도 아니다. 이것을 공이라 한다. 이것이 바로 제법실상, 모든 존재의 참다운 모습이다.

성철스님과 3천배

자신을 만나러온 신도들에게 먼저 3천배를 권유했다는 성철스님의 일화는 너무도 유명하다. 스님을 만나려면 3천배를 해야 한다는 조건은 사실 많은 오해를 불러일으켰다. "성철스님이 뭐 대단한 사람이라고 3천배를 해야 만나주는가?"하는 비난도 있었다. 성철스님은 왜 3천배를 시키셨을까? 스님은 언젠가 인터뷰에서 이 질문에 직접 답하신 적이 있다. "흔히 3천배 하라하면 '나를 보기 위해' 3천배를 하라는 줄로 아는 모양인데 그렇지 않다. 나를 찾아오지 말고 부처님을 찾아라. 나를 찾아와서는 아무 이익이 없다. 그래도 사람들이 찾아오게 되면 그 기회를 이용하여 부처님께 절하라며 3천배 기도를 시키는 것이다."고 하셨다. 이어 말씀하시길 "절은 남을 위해서 절해라, 나를 위해서 절하는 것은 거꾸로 하는 것이다. 그렇게 3천배 절을 하고 나면 그 사람의 심중에 무엇인가 변화가 오고, 그 변화가 오고 나면 그 뒤부터는 자연히 스스로 절하게 된다. 처음에는 억지로 남을 위해서 절을 하는 것이 잘 안 되어도, 나중에는 남을 위해 절하는 사람이 되고, 남을 위해 사는 사람이 되며, 그렇게 행동하게 되는 것이다."고 하셨다. 스님이 3천배를 시키신 것은 스님을 만나기 위한 전제 조건이 아니라 부처님께 절을 하라는 의미이고 절을 통해 절을 하는 사람의 마음이 변화하도록 만들기 위한 것이었다. 그래서 그런지 놀라운 사실은 3천배를 하고 난 신도들 가운데 상당수가 성철스님을 만나지 않고 돌아갔다는 사실이다. 부처님 앞에 3천배를 드리는 동안 신도들이 저절로 깨달음을 얻었기 때문일 것이다. 신도들은 3천배를 하면서 자기 자신이 안고 있는 문제들을 고스란히 들여다보게 된다. 절을 계속함으로써 욕망을 버리고 마음을 비우면 어느덧 깨달음을 얻게 되는 것이다. 굳이 성철스님을 만날 이유가 없어진 것이며 성철스님 또한 신도들 스스로 그렇게 깨닫도록 유도했던 것이다.

성철스님의 시자였던 원택 스님은 "당시엔 스님이 3천배를 시키는 이유를 몰랐는데, 지금 돌이켜보니 명백해진다. 성철스님은 산중에 머물렀지만 절친한 도반들이 종정과 총무원장을 했기에, 종단 정치판과 브로커들의 장난질에 큰스님들이 망가지는 모습을 보고 잘 알았다"며 "권력과 돈으로부터 거리를 유지하기 위해 3천배라는 만리장성을 쌓았다"고 말한다. 욕망을 채우려는 야만 때문이 아니라 욕망을 없애는 방식으로 취한 방편이라는 것이다.

이 '3천배' 조건으로 대통령과 재벌그룹 회장
도 스님을 만나는 것을 포기하고 발길을 돌릴
수밖에 없었다. 고 박정희 전 대통령의 경우
1978년 구마고속도로 개통 때 해인사를 찾았
지만, 성철 스님이 "세상에선 대통령이 어른이
지만 절에 오면 방장이 어른이므로 3배를 안
할 바에야 만나지 않는 게 낫다"고 큰절로 내
려오지 않아 만남이 무산됐다고 한다. 성철 스
님은 훗날 금융사기 사건으로 구속된 '큰손'인
장영자·이철희씨 부부를 만나주기만 하면 그들
이 한국 불교 불사를 다 책임져 줄 것이라는
일부 스님들의 권유에도 만나주지 않았다고
한다. 3천배를 하지 않았기 때문이다.

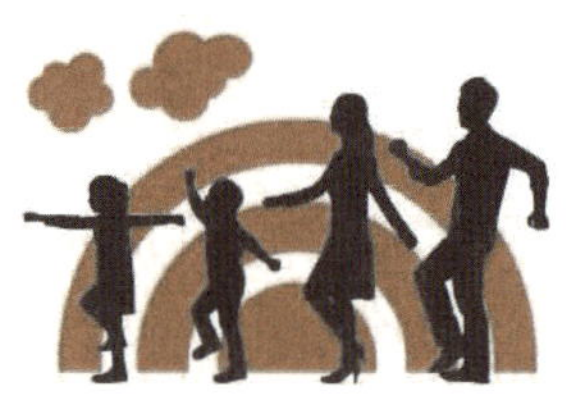

승속이 따로 없다!

모든 문제와 괴로움의 근본 뿌리를 보면 다 마음에서 비롯된 것이다. 우리의 욕심은 모두 '내 것' 이라고 하는 환상에 사로잡혀서 생긴 병이다. 그리고 모든 화와 짜증은 '내 생각이 옳다' 는 생각에 뿌리를 두고 있다. 내 것이라는 소유 관념을 버리는 것이 '무소유'다. 그리고 '내 생각이 옳다'는 고집을 내려놓는 것이 '무아집'이다. 소유와 무아집에 도달하면 괴로움이 생겨나지 않는다. 지금은 비록 내 고집대로 살고 더 많이 가지려고 욕심내고 성내고 어리석게 살아가지만, 그것을 탁 놓아버리면 그 순간 해탈의 길로 가게 된다. 무소유와 무아집의 삶을 지향하고 살 때 부처를 이룰 수 있다. 이 원리를 알고 살아가면 누구나 다 괴로움이 없고 자유로운 인생을 만들어갈 수 있다. 젊은 사람도 늙은 사람도, 남자도 여자도, 한국 사람도 미국 사람도, 흑인도 백인도, 지식이 많은 사람도 지식이 적은 사람도, 출가를 했든 속세에 살든, 불자든 기독교인이든 이런 원리에 따라 공부하면 모두 괴로움이 없고 자유로운 삶을 살 수 있다.

승속이 따로 없다! 우리가 수행을 하는 이유는 우리도 부처님처럼 살아보기 위해서이다. 부처님은 맨발에 헌옷 하나 걸치고 나무 밑에서 자고 남의 집에서 밥을 얻어먹고 살았다. 세상에서 가장 가난했지만 왕보다 행복했고, 모든 사람이 부처님을 찾아와 인생을 상담할 만큼 지혜로웠다. 홀로 있어도 외롭지 않았고 수천 대중과 함께 있어도 귀찮아하지 않았다. 숲에 홀로 있으면 정진하기 좋았고, 시끄러운 저자에 있으면 교화하기 좋았다. 먹을 것이 없으면 수행하기에 좋았고, 먹을 것이 많으면 베풀 수 있어 좋았다. 사람들이 비난하면 인욕행을 하기에 좋았고, 사람들이 우러러 존경하고 따르면 법을 전하기에 좋았다. 부처님은 어떠한 상황에서도 괴로움이 없고 자유로우며 자유자재한 삶을 살았다. 이것이 붓다의 삶이다. 이런 붓다의 삶을 본받는 것, 붓다처럼 되는 길이 바로 수행의 길인 것이다. 이렇게 자유롭고 행복한 사람이 되면 아무 가진 것이 없어도 비굴하지 않다. 스스로 부족한 줄을 알아서 참회하는 사람은 어딜 가더라도 교만하지 않다. 비굴하고 교만한 것을 버리고 당당하고 겸손한 삶을 사는 것, 이것이 수행자가 살아가야 할 길이다.

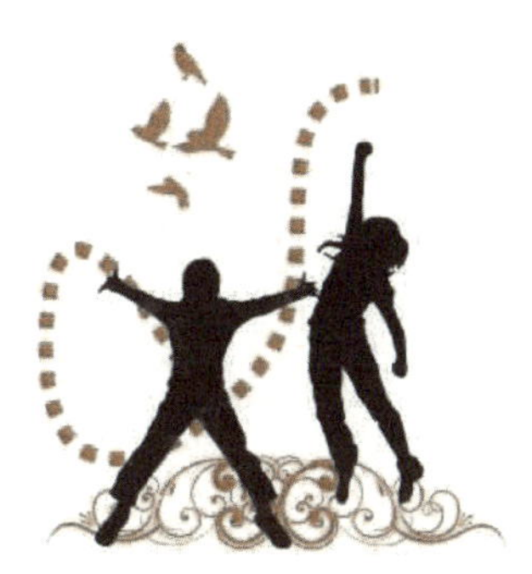

채울 것인가 비울 것인가

유비에게 '제갈량'이 있었다면 칭기즈칸에겐 '야율초재'가 있었다. 출신성분을 따지지 않고 오직 능력만 보고 인물을 썼던 칭기즈칸이 한갓 피정복민의 젊은 지식인에 불과했던 야율초재를 그토록 신임했던 이유는 천문, 지리, 수학, 불교, 도교 할 것 없이 당대 모든 학문을 두루 섭렵한 그의 탁월한 식견 때문이었다. 하늘과 땅과 인간, 그리고 세상 만물의 이치를 꿰뚫어 봤던 야율초재! 그가 남긴 아주 유명한 명언이 하나 있다.

與一利不若除一害 (여일리불약제일해)
生一事不若滅一事 (생일사불약멸일사)

"하나의 이익을 얻는 것이 하나의 해를 제거함만 못하고, 하나의 일을 만드는 것이 하나의 일을 없애는 것만 못하다." 시대를 관통하는 큰 가르침과 깊은 깨달음은 아주 명쾌하고 간결하다. 비울 줄 아는 삶을 살아가라는 것이다. 스티브 잡스가 자신이 설

립한 애플사에서 쫓겨났다가 애플이 망해갈 즈음 다시 복귀했다. 그가 애플에 복귀한 뒤 맨 처음 시도한 것은 새로운 제품을 추가하는 것이 아니라 불필요한 제품을 제거하는 일이었다. 수십개에 달하던 애플제품을 전문가용, 일반인용, 최고사양, 적정사양으로 분류해 단 4가지 상품으로 압축했다. 그 결과 다 죽어 가던 애플을 살려냈다. 불필요한 기능을 하나하나 제거한 결과, 다 망해가던 애플은 어느덧 시가총액 세계 1위 기업이 되었고 혁신의 아이콘이 되었다.

보약을 먹는 것보다 중요한 것은 몸에 해로운 음식을 삼가는 것이다. 사랑하는 사람이 원하는 것을 들어주기에 앞서 그 사람이 싫어하는 것을 하지 말아야 한다. 행복을 원한다면 욕망을 채우기보다 욕심을 제거하는 쪽이 현명한 선택이다. 삶이 허전한 것은 무언가 채워지지 않았기 때문이 아니라 여전히 비우지 않고 있기 때문이다.

야율초재의 말을 다시금 되뇌어본다. "하나의 이익을 얻는 것이 하나의 해를 제거함

만 못하고, 하나의 일을 만드는 것이 하나
의 일을 없애는 것만 못하다."

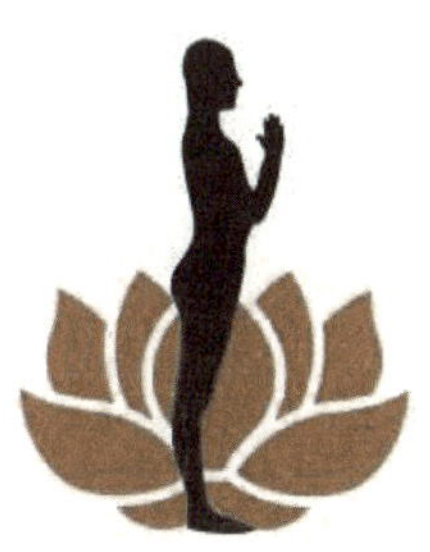

108배를 하는 이유

108배의 목적은 양측성 운동으로 임맥과 독맥을 포함한 전신의 경락을 자극하여 인체의 기혈순환을 돕고, 신체의 균형을 맞추는데 있다. 불교에서 절을 많이 할 것을 권장하는 까닭은 첫째로 하심(下心), 곧 절을 많이 하여 자신을 낮추고, 마음을 비우라는 것이고, 둘째로 업장소멸(業障消滅), 곧 절을 많이 하여 쌓인 업을 비워내고자 함이다. 옛 스님이 말씀하시기를, "이 몸은 돌아다니는 변소요, 구정물통이다."라고 하셨다. 실로 그러하다. 북적북적 속이 끓는 탁하디 탁한 구정물통! 흉칙한 망상이 항상 출렁이는 구정물통! 그 구정물통이 꽉 차서 펄펄 넘치고 있다. 이제 우리는 이 마음그릇, 구정물통을 맑게 해야 한다. 그러나 넘치는 구정물통에 맑은 물 한 사발을 붓는다 하여도 별 소용이 없다. 맑게 하려면 구정물통을 넘어뜨려 쏟아버려야 한다. 그렇지만 배가 크고 목구멍이 작아 넘어뜨려 쏟아 봐도 속의 것이 잘 나오지 않는다. 이제 별 도리가 없다. 오직 한 바가지 맑은 물을 붓고 흔들면서 냅다 쏟고, 한 바가지 물을 붓고 냅다 쏟고. 오로지 거듭 거듭 반복할 수밖에 없다. 바로 이와 같은 반복 작업이 절이다. 부처님이나 관세음보살님을 간절히 찾는 것은 맑은 물을 붓는 것이요, 절

하여 엎어지는 것은 구정물통을 흔들면서 찌꺼기를 쏟아내는 것이다. 그렇다고 하여 몇 번의 절로써는 속의 묵은 찌꺼기를 다 비워버릴 수가 없는 것이기 때문에 거듭거듭 절할 것을 옛 스님들은 강조했다. 적어도 108배, 1천배, 3천배, 5천배, 1만배의 절을 하도록 하신 것이다. 이렇게 거듭거듭 절하다 보면 업장이 소멸될 뿐 아니라, 내 마음의 그릇이 청정해져서 능히 불보살의 가피를 입을 수 있게 된다.

우리를 맑히고 우리를 큰 복전으로 만들어주는 절! 그 절이 누구에게 어떤 것을 기원하며 올리는 절이든 한 배 한 배 정성껏 하여 복된 삶을 이루어 보자. 특히 성의만 있으면 능히 할 수 있는 108배를 매일같이 행하여 보자. 아니, 108배가 어려우면 예불문을 외우면서 올리는 7배, 단 세 번의 절인 3배라두 좋다. 절을 하는 가운데 우리는 바뀌게 된다. 그리고 능히 깨어나게 된다. 부디 절을 하면서 지극정성으로 참회하는 사람이 되어보자.

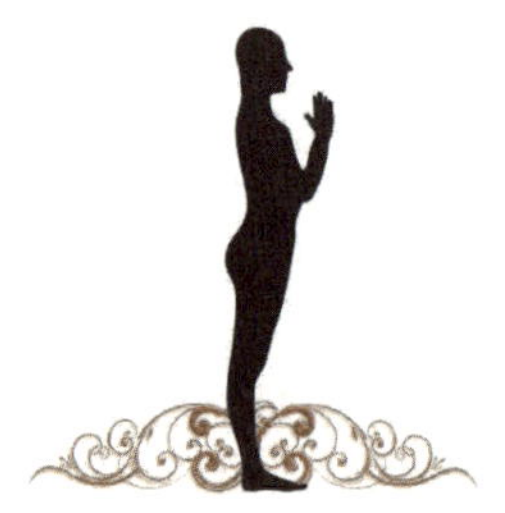

절의 공덕과 숫자의 의미

일반적으로 절을 하는데 숫자를 세는데 염주를 사용하고 있으나 수행의 방편으로나 경락을 제대로 자극하는 방법으로는 염주를 사용하지 않는 것이 좋다. 숫자를 세면서 여러 각도로 수행과 접목할 수 있기 때문에 위빠사나 명상을 해가면서 절을 할 수도 있다.

첫째, 자기 몸을 관하면서 숫자를 셀 수 있는데 먼저, 이마, 양 눈, 양 귀, 양 콧구멍, 입, 목을 관하면 10회가 되는 것을 응용하여 부처님을 관한다면 육계, 나발, 백호, 양 눈, 양 귀, 코, 입, 삼도를 관해도 10회가 되고 십악참회(十惡懺悔, 살생(殺生), 투도(偸盜: 도둑질)사음(邪淫: 삿 된 음행)망어(妄語: 거짓말), 기어(綺語: 꾸밈말), 양설(兩舌: 이간질), 악구(惡口: 나쁜 말) 탐애(貪愛:탐욕), 진에(瞋에: 독한 성냄) 치암(痴暗: 어리석음) 염불을 해도 10회가 되므로, 자기 몸이나 부처님 존안을 관하면서 숫자를 세면 관법 수행이 되는 것이다. 10회가 세어지면 끝날 때마다 엄지발가락부터 2, 3, 4, 5 양쪽 발을 관하며 100배를 하게 되는 것이며 마지막에 팔정도(八正道): 정견(正見), 정사유(正思惟), 정어(正語), 정업(正業), 정명(正命), 정정진(正精進), 정념(正念), 정정(正定)을 암송하면 108배에 숫자가 정확히 세어진다. 또한 손가락을 응용해도 좋다. 열 손가락과 각 마디 3개, 발가락 열 개를 이용하면 500배의 절을 셀 수 있으며, 이것이 손과 발을 관하는 관법 수행이 되는 것이다.

절의 주요 목적은 참회와 수행을 자연스럽게 할 수 있는 것이다. 열 두 부처님을 관하면서 삼독심으로 인해 지은 죄를 깊이 뉘우치고, 업장을 소멸하고 다시는 업을 짓지 않겠다는 다짐으로 참회(懺悔)의 절을 하는 것이다. 참회에는 지은 죄의 실상을 깨달아 다시는 반복하지 않겠다는 이참(利懺)과 죄과를 뉘우쳐 잘못을 고백하는 사참(事懺)이 있다. 또한 자자(自恣 : 하안거 마지막 날 그간에 지은 죄를 고백하는 행사)와 포살(布薩: 스님들이 보름마다 모여 그간 지은 죄를 참회하는 행사)이 있다.

① 상품참회: 죄를 죄로 알고 악을 악으로 알아 수치스럽게 생각하고 온몸의 털구멍과 눈에서 피가 나도록 잘못을 비는 것

② 중품참회: 죄를 죄로 알지 못하는 것을 온몸에서 땀이 나도록 비는 것

③ 하품참회: 죄와 악을 알면서도 이를 고치려고 하지 않는 교만한 사람이 눈물을 흘리면서

잘못을 뉘우치고 반성하는 것.

참회계는 36회가 되도록 염송하고, 세 번을 반복하면 정확히 108배가 되는 것이다. 염불수행을 하면서 참회계나 10악(十惡) 참회, 108 참회문을 하면서 절을 하게 되면 밀교에서 구하는 구밀 수행이 완성되고, 옴마니 반메훔을 염송하면서 부처님 존안을 관하며 절을 하면 구밀(口密)과 의밀(意密) 수행이 된다. 절 동작 자체가 신밀(身密)이 되고 합장을 함으로써 합장 인계가 되므로 삼밀관행(三密觀行) 수행을 이룰 수 있다. 어느 정도 단계에 오른 절 수행자에게는 현교(顯敎)와 밀교(密敎), 만트라 수행까지 절을 통해 할 수 있으므로 최고의 수행이 절이라는 이론에는 이의가 없을 것이다. 고급 수행자의 경우 절의 숫자를 세면서 호흡과 염불관법(念佛觀法), 일월관(日月觀), 아지관, 오상성신관(五相成身觀=차제관(次第觀)까지 수행할 수 있다는 확신이 있다. 필자의 경우, 신묘장구대다라니를 행주좌와 할 수 있고, 부처님의 세계를 체험할 수 있던 원동력과 근본은 절 수행이 기본 바탕이라고 할 수 있다. 신묘장구대다라니 독송을 정(定)에서는 7초, 보통은 15초에 읽으면서 완독할 수 있는 힘,

특히 능엄경의 50가지 마의 장애와 신마(身魔)를 극복할 수 있는 지름길이 절 수행을 통한 체력강화에 있다고 생각한다.

절의 공덕

① 부처님에게 최고의 예경을 바치는 공덕

② 악업을 뉘우치게 되고 선업이 증진된다.

③ 심신의 수련으로 정신이 통일 된다.

④ 신체적 활동으로 건강증진과 질병 예방이 된다.

⑤ 수행을 실천하는 인내심이 생긴다.

⑥ 업력의 장애를 땀으로 녹여버리는 효과가 있다.

⑦ 아만심을 깨고 평등심을 얻을 수 있다.

⑧ 예배의 대상과 자타불이임을 체득하게 된다.

⑨ 한 부처님에게 절을 함으로써 여러 부처님과도 통하는 예불이 된다.

⑩ 부처님에게 절을 하는 것이 바로 자신에게 갖추어진 불성에 절을 하는 것과 같다.

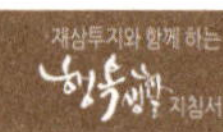

(2) 숫자의 의미

불교의 절하는 숫자에 대한 근거는 뚜렷하다. 3배를 드리는 것은 삼보에 귀의해 삼학(三學, 계·정·혜(戒· 定· 慧)을 닦겠다는 의지를 표명하는 것이고 53배는 참회 53불에 대한 경배이며, 108배는 108번뇌를 없애기 위해서이다. 또 1천배는 지금 우리가 살고 있는 현겁의 1천 부처님께 1배씩 절을 올리는 것이며, 3천배는 과거, 현재, 미래의 3대 겁에 출현하는 3천 부처님께 1배씩의 절을 올리는 예법이다.

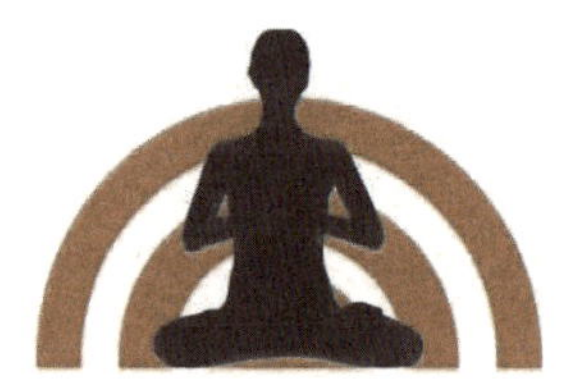

사참 수행의 완성 '절'

절을 하면서 마음속에 맺혀 있던 응어리가 풀어지는 것을 '업장 소멸'이라고 한다. 단지 절을 한다고, 일어나고 엎드리고 일어나고 엎드리는 것을 반복한다고 업장이 소멸되는 것은 아니다. 마음속에 응어리진 것이 업장이고, 그것을 뉘우쳐 마음이 풀어지는 것이 업장 소멸이다. '앞으로는 그 사람이 그렇게 행동하더라도 내가 또 내 생각에 사로잡혀 그런 어리석은 행동을 하지는 말아야지' 이렇게 마음을 다잡는 것이 앞으로 올 허물을 경계하는 것이다. 매일 참회기도를 하면, 어제 같았으면 화냈을 일을 오늘은 화내지 않게 되고 슬피 울었을 일을 울지 않게 된다. 혹시 화를 냈다 하더라도 어제처럼 하루 종일 그 생각으로 괴로워하지 않고, '내가 또 내 생각에 사로잡혔구나' 하고 금방 뉘우치게 된다. 그래서 그만큼 괴로움과 속박은 사라지고 자유와 행복은 더 커지게 된다. 이것이 우리가 매일매일 기도하는 이유이다. 하지만 그렇다고 매일 정해진 시간에 참회기도를 하지 않는다고 '그 사람은 수행을 하지 않는다'라고 말할 수는 없다. 언제 어디서 어떠한 상황에 부딪히든 일어나는 마음을 바로 알아차릴 수 있다면, 그것이 바로 수행이고 기도다. 농부가 나무를 하고 밭을 갈면 그것도 운동이다. 그러므로 농부는 따로 특정한 운동을 하지 않아도 건강하다. 하지만 도시인은 운동량이 적어서 건강을 해치는 경우가 많다. 그래서 요가의 완성판인 절 운동이 필요 한 것이다. 어떤 상황이 내게 닥쳤을 때 참회의 마음으로 돌이키면 된다고 하지만 실제로는 잘 되지 않는다. 참회기도를 하며 자신을 돌이켜 보고 뉘우치는 마음을 내게 되면, 이미 쌓여진 업장을 소멸하는 것뿐만 아니라 일상에서도 늘 그런 마음을 낼 수 있는 힘이 생기게 된다. 천수경 참회게 아석소조 제악업부터 옴살바 못자모지 사다야 사바하 까지 36배 3번 반복하면 108배가 된다. 무엇보다 실천으로 행함이 중요하다.

3장
절 운동의 건강학

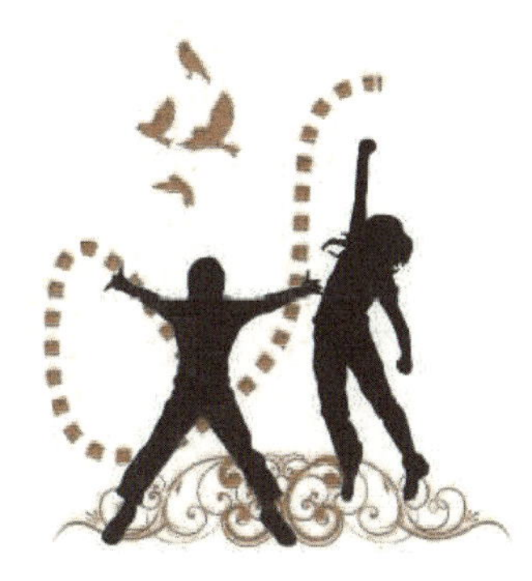

얼 찾고 기 채우고

절이란 '저의 얼'을 말한다. 얼(Spirit)은 위대하고 거룩한 생각이다. 누구나 가끔씩 나와 민족과 인류를 살리는 위대하고 거룩한 생각을 한다. 얼을 찾은 사람은 얼을 실행하지만 얼을 잃어버린 사람은 알아차리지 못한다. 절수련은 얼을 찾는 수련이다. 절수련을 많이 하면 얼을 찾게 된다. 얼씨구 좋다는 말은 얼을 찾아서 쓰면 좋다는 뜻이다. 그런데 얼을 쓰지 않으면 어리석으며(얼이 썩다), 얼이 빠져서(얼간이, 얼빠진 놈) 피해의식, 이기심, 자만심 등의 감정에 빠져서 살게 된다. 절 운동을 하면 감정을 극복할 수 있으며 심기혈전의 원리에 의하여 만들어진 진기(眞氣 : 에너지)가 하단전에 축기되어 뱃심이 있고 당당하게 살아가게 된다. 절수련이 하단전에 축기가 된다고 해서 '단배공'수련이라고도 한다.

하단전의 축기가 목적이다. 하단전에 축기가 되면 수승화강(水昇火降)이 이루어져서 단전은 따뜻하고 머리는 맑아진다. 하단전이 축기가 시작되었다는 것은 따뜻한 열감으로 느낄 수 있다. 열감을 느끼고 더 집중하면 붉은 구슬과 같은 정단(精丹)이라는 기에너지가 느껴진다. 붉은 정단을 이미지 연상하면서 절운동을 하면 효과가 더욱 크다. 인체의 중심은 하단전

(아랫배)이다. 하단전은 여성은 자궁 위치이며 남성은 정자가 모여 있는 정낭선 위치이다. 하단전은 여성은 여성호르몬(에스트로겐) 남성은 남성호르몬(테스토스테론)이 저장된 중요한 부위이다. 복부는 행복호르몬인 세로토닌이 생성되는 곳이다.

단전(丹田)은 붉을 단(丹), 밭 전(田)이다. 즉 붉은 에너지가 모이는 밭이란 의미이다. 단(丹)이란 모든 생명의 근원이다. 단이란 기가 모이고 진화되면서 생기는 정(精), 기(氣), 신(神)을 합한 에너지를 말하며 정기신을 줄여서 단이라고도 한다. 이렇게 형성된 단은 기체(氣體 에너지바디)의 중심이 되어 육체적, 정신적 기반이 된다. 단전은 우리 몸 안의 육체 차원이 아닌 에너지 차원으로 존재하는 에너지 시스템이나.

절운동의 효과

1. 6대 관절을 움직이는 전신 도인체조이다.
2. 몸의 좌우균형을 이루어 바른 자세를 이룬다.

3. 단전호흡이 저절로 된다.

4. 땀을 통해서 몸속의 탁기를 제거한다.

5. "오십견" 해소에 특효이다.

6. 자신에 몰입하다보면 사랑하는 몸으로 바뀐다. (나는 누구인가? 등)

7. 피해의식, 자만심 등 감정조절이 된다. (자기극복)

하단전이 냉할 때와 따뜻할 때

1) 하단전이 냉할 때

1. 열정이 사라진다.

2. 매사에 자신감이 없어진다.

3. 시비와 분별에 빠져서 몸이 병들고 주위도 병들게 한다.

4. 냄새가 난다.

5. 머리가 묵직하고 가슴이 답답하며 몸이 천근만근이 된다.

6. 임신이 되지 않을 확률이 높다.

7. 여자는 자궁근종, 자궁암 발생률이 높다.

8. 남자는 전립선염, 전립선암 발생률이 높다.

9. 호르몬 분비량이 적어진다.

10. 남녀 또는 인간관계 시 상대방의 기(氣)를
    빼앗는다.

2) 하단전이 따뜻할 때

1. 열정이 생긴다.

2. 뱃심과 뒷심이 두둑해지며 강한 정신력과
   자신감이 생긴다.

3. 매력(魅力)적인 사람이 된다. 최고의 남자,
   최고의 여자가 된다.

4. 청정한 마음이 생기고 몸이 건강하며 주위
   도 건강하게 만든다.

5. 정충이 되면 기장, 신명이 되기 때문에 불
   사색(不思色)이 된다.

6. 정충이 되면 기운이 꽉 찬 듯한 느낌과 뿌
   듯한 느낌이 있다.

7. 향기가 난다.

8. 입안에 침이 고이고 머리가 청량하게 맑으
   며 몸은 새털처럼 가볍다.

9. 임신이 잘 된다.

10. 자궁이 청결하고 건강해진다.

11. 호르몬 분비량이 많아진다.

12. 망가진 세포들이 살아나고 영성이 개발된다.

13. 남녀 또는 인간관계 시 상대방의 기(氣)를 보해 준다.

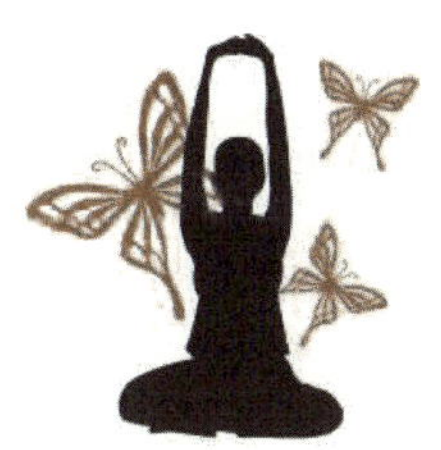

절 운동의 기본자세

절의 기본 동작은 조계종 포교원에서 만든 신도 기본 교육 보조자료 불자의 자세와 행동 CD를 기본 동작으로 하고 있다. 바른 11자가 되도록 나란히 두 발을 붙이고, 시선은 15m~20m 전방을 주시하고 고개를 쳐들지 않도록 한다. 행자교육원에서 하는 합장하는 법 중 몸과 팔꿈치가 90도가 되도록 하는 자세로 절을 계속하게 되면 양 견갑골의 무리와 근육의 긴장으로 상체가 쉽게 피로해지므로 어깨에 힘을 뺀 상태에서 자연스럽게 합장을 지도한다. 차수하는 손동작은 참선하는 선정인에서 그대로 양손을 단전에 올리는 즉, 오른손이 왼손을 감싸는(오른손은 부처, 왼손은 중생, 청정함과 더러움 등 화합을 강조) 자세를 지도한다. 가장 중요한 합장, 차수, 반배 교육이 되고 기공체조와 태극권 기초 이론을 도입해서 효과를 높일 수 있다. 일반 불자나 스님의 경우라도, 장삼을 여미기 위해 좌,우 손을 번갈아 움직이는 것은 좌우 기혈순환, 특히 심장과 간장에 기의 불균형을 초래할 수 있으므로 합장한 상태에서 동시에 손을 내리고 올라와 합장자세로 유지해야 한다.

염주를 쥐고 숫자를 세는 방법은 권장할 바가 아니다. 무릎 관절 보호를 위해서 무릎을 구부려 바닥에 닿을 때, 가급적 충격을 주지 않도록 처음부터 습관을 잘 들여야 하며, 각 관절에 무리를 줄 수 있기 때문에 급격한 동작은 절대 피해야 한다. 부처님 가르침의 근간이 되는 교리체계의 삼법인 중 제행무상의 무상성은 일반인의 경우, 동적인 상태를 유지하고 있으므로 절 동작의 역동성을 이용하여 고요와 안정을 이루는 정의 상태로 접근할 수 있게 되어 동(動)에서 정(靜)으로 전환시켜 참선 수행하는 것과 같은 효과를 볼 수 있다. 상체가 최대한 낮추어지고 유연하게 천천히 하는 동작이 바람직하다. 동작이 끊어지면 기의 순환이 방해를 받게 될 것이므로, 건강해지려면 기(氣)혈(血)수(水)의 순환이 원활해져야 하며, 절 운동의 최종 목적 또한 참회와 제법무아(諸法無我)의 실현을 통하여 탐,진,치(貪瞋癡, 근본번뇌) 만,의,견(慢疑見, 지말번뇌)과 수행자들의 가장 큰 적인 증상만(增上慢)을 절 운동을 통하여 극복해야 할 것이다.

절의 동작은 사진이나 그림을 통하여 설명되어야 하겠지만, 가장 좋은 것은 실기시범을 보이는 것이고 동작의 핵심은 손목과 손가락 특히 새끼발가락에 관련 있는 족태양방광경(足太陽膀胱經)을 자극할 수 있는 동작이 이루어져야 할 것이다. 접족례 할 때 손바닥이 활짝 열려 노궁이 자극받아 천기를 받을 수 있는 동작이 되어야 하고, 12경락을 자극할 수 있는 손목동작과, 발가락 발목 동작이 주요한 것이다.

필자의 경우 108배를 7분 30초~50초가 가장 빨리한 경우이다. 소양체질이 65%정도에 소음인 성향이 35%인 필자는 12분~13분 정도가 숨이 차지 않고 편안함을 감안한다면 체력, 체질, 수행력에 따라 동작이 이루어지되, 포교원에서 제시하는 근본동작의 틀을 유지하면서 12경락을 자극하는 절의 동작이 핵심이 되어야 할 것이다.

바른 동작은 건강해지는 가장 중요한 것뿐만 아니라, 많은 절을 할 수 있는 지구력을 증강시킬 수 있기 때문에 체형에 따른 맞춤형 지도가 중요하며, 양 팔꿈치는 양손이 15도 정도 안으로 올 수 있는 동작이 되어야 하고, 무릎은 체형에 따라 벌어지는 간격을 다르게 하여 최대한 엉덩이가 내려가서 상체가 낮게 이루어지는 동작이 되어야 한다. 무릎을 구부리면서 양쪽 팔꿈치를 서로 붙여 신체의 하중을 고르게 분산시킴으로써 균형을 유지하면서 무릎을 구부려야하고, 기운의 조절은 호흡법에 의지해야 한다.

한편 요즘은 매일 아침 108배를 하고 있지만 절을 마쳐도 땀이 나는 것 말고는 숨이 차지 않고 다리에 무리가 오지 않는 것은 바른 동작과 바른 호흡의 결과인 것이며 척추가 바르지 못한 사람들(척추 디스크, 척추측만증, 요통 환자 등)에게 시켜보면 우측 발가락과 좌측 발가락이 수평상태를 이루지 못하고 각기 다르게 틀어져 있게 되므로 발의 동작만 정확히 교정하면서 절을 하게 되면, 척추의 교정이 이루어져 치유의 효과를 볼 수 있다. 무엇보다 발의 동작이 중요한데 발을 X자로 교체하며 왼발을 오른발에 포개는 자세는 잘못하면 고관절이 틀어지게 되므로 오랜 절 운동에서는 삼가야 할 것이다. 절을 마치고 일어설 때 자세가 곧아야 올바른 호흡이 이루어질 수 있고, 절을 마치고 하는 고두례는 고두배, 유원반배, 앙첨(부처님을 쳐다보다)이라고 하며 이마에 합장한 상태에서 발원을 하면 될 것이다. 청견 스님 절하는 법은 접족례 바로 전에 뒤꿈치가 벌어져 양 쪽 다섯 발가락이 구부러져서 열 발가락이 자극하게 되고, 그 다음 우측 발이 좌측 발바닥용천혈을 자극하는 동작 등이 설명되지 않은 점과 호흡법을 일괄적으로 적용한 것은 체질이나 체형, 체력을 감안하지 않은 방법이므로 동작의 중요성을 비추어 볼 때, 시범을 보여 지도하는 것이 가장 좋다고 생각한다. 상승의 절 동작은 맨 바닥에서 무릎이 닿는 소리가 나지 않아야 하는 가벼운 동작이 되어야 한다. 좌복을 사용할 경우에는 108배가 끝날 때까지 좌복이 움직이지 않고 그 자리에 놓여있는 동작이 숙달된 절 동작이라 할 수 있으며 바른 동작과 일정한 호흡을 병행해야 가능한 것이다. 초심자가 절을 하며 호흡을 조절하기는 어려우나 시간이나 횟수에 구애받지 않고 처음에 염불 또는 호흡과 일치되는 언어를 반복하면서 탄성을 이용하여 절을 하게 되면 어렵지 않게 절 운동에 익숙해 질 수 있다. 실천이 최우선이며 아침에 일어나 스트레칭을 겸한 재삼투지를 한다면 반드시 건강과 활력이 내 몸에 자리하게 될 것이다.

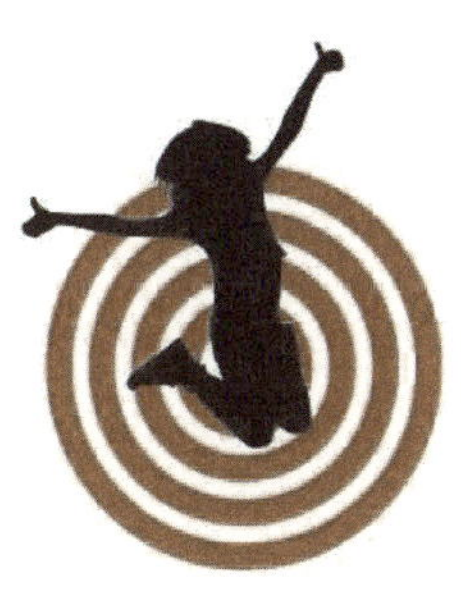

젊게 사는 지름길

몸 전체에서 다이어트가 제일 어려운 게 뱃살
이다. 재상투지 운동은 뱃살을 가장 빨리 제거
할 수 있다. 무엇보다 중요한건 복부이며 오
장 중 중앙토에 해당되는 비장이 중요하다. 비
위가 상하는 일이 없어야 한다. 스트레스를 받
게 되면 비장과 위장이 상하게 된다. 절 운동
의 가장 큰 장점은 비위를 다스린다는 것이다.
필자는 어렸을 적부터 위장으로 많은 고생을
했었다. 40대 중반 스트레스로 소화제를 도매
약국에서 박스로 몇 박스씩 사다 놓고 매번
마셔야 할 정도였던 게 절을 시작하고 나서
완치가 되었다. 또 중학교 2학년 때 축구하다
무릎을 다친 후유증으로 조금만 걸어도 주저
앉아서 쉬어야 할 정도로 악화 되었었다. 무릎
을 구부렸다 펴면 찌직찌직 소리가 나서 다른
사람도 들을 수 있을 정도였는데 이 또한 멀
쩡한 오른쪽 무릎보다 좋아져 버림은 기적과
같다. 약을 먹거나 따로 치료를 한바 없이 순
전히 절 운동의 가피를 입게 되었고 학창시절
야구를 좋아해서 오른쪽 어깨 또한 무리하면
통증에 시달렸었는데 그 또한 통증이 없어졌
으며, 허리에 두개의 근육 기둥이 생겼으니 요
통 또한 거짓말처럼 좋아져 나이보다 훨씬 젊
은 활력과 힘을 자랑할 수 있음은 절 운동의

결과이다. 퇴근시간 공덕역에서 경의선 환승통로가 길게 이어지는데, 경의선 전철이 간격이 길어 젊은 대학생들이 달리기를 할 때 함께 달릴 수 있음 또한 큰 소득이요, 등산을 해도 날라 다닌다는 칭찬도 들을 수 있음은 무엇보다 절 운동과 고관절 수행의 힘이다.

적은 시간 투자로 아주 큰 결과를 얻을 수 있는 절 운동을 쉼 없이 지속해야 한다.

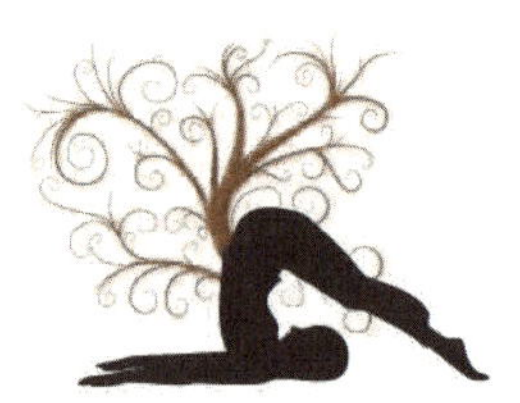

만병이여 물렀거라!

절 운동은 수승화강(水昇火降), 두한족열(頭寒足熱)의 효과를 가져 온다. 옛날부터 동양의학에서는 건강의 가장 기본이 되는 원리로 수승화강을 꼽아왔다. 수승화강이란, 차가운 성질인 신장의 수기(水氣)가 위로 올라가 머리를 식혀주고, 반대로 뜨거운 성질인 심장의 화기(火氣)는 아래로 내려가 복부와 손발을 따뜻하게 해 주는 것을 의미한다. 한의학에서도 두한족열이라고 하여 '머리는 차게 발은 따뜻하게'하는 것이야말로 만병의 근원을 막는 것이라 했다. 다시 말해 '머리는 차고 발은 따뜻하게' 혹은 '가슴은 서늘하고 아랫배는 따뜻하게' 해 주었을 때 우리의 몸은 가장 이상적인 상태가 되며, 마음도 평안을 찾고, 특히 몸이 질병에 대한 저항력이 극대화되어 자연치유능력 또한 높아진다고 한다.

본래 모든 자연현상은 뜨거운 것이 위에 있고, 차가운 것이 아래에 있는데 그러한 자연현상에서 생명이 생성되게 되면 모든 생명들은 조화롭게 위아래의 순환을 이루어야만 온전한 생명활동을 건강하게 해 낼 수 있다고 한다. 즉 뜨거운 것이 위에 있고, 차가운 것이 아래에 있는 것은 자연상태이고, 이러한 자연상태에서 생명활동이 만들어지기 위해서는 위의 뜨거운 것이 아래로 내려가고, 아래의 차가운 것이 위로 올라가는 순환이 이뤄져야 한다는 것이다. 그래서 식물도 뿌리와 줄기를 통해 물의 찬 기운을 위로 올리고, 광합성을 통해 태양의 따뜻한 빛이 뿌리로 내리는 순환을 이어가는 것이며, 뿐만 아니라 태양열도 땅을 비춤으로써 지상의 물을 수증기로 올려 하늘로 보냈을 때 구름과 비가 되어 자연이 순환하며, 생태환경도 온전한 순환의 체계를 갖출 수 있는 것이다.

이와 같이 인간 몸 또한 위쪽의 심장의 뜨거운 성질을 아래로 내리고 [화강] 신장의 차가운 성질을 위로 올려주었을 때 [수승] 비로소 생명의 온전한 순환시스템이 완성될 수 있고, 기의 순환이 완전해지며, 건강하고 조화로우며 자연스러운 생명력이 완성될 수 있는 것이다. 18세기 네덜란드의 명의 헤르만 블하페도 죽기 전에 밀봉하여 남긴 '의학에서 오직 한 가지 심오한 방법'이라는 그의 글에서 "머리를 차게 하고 발을 덥게 하라. 그러면 당신은 모든 의사를 비웃을 수 있을 것이다" 라는 한 마디만을 남겼다고 한다.

만약 이러한 수승화강, 두한족열이 제대로 이루어지지 않으면 우리 몸의 전체적인 생명력이 흩어지고, 기의 순환이 깨지며, 몸도 마음도 총체적인 위기를 맞게 되는 것이다. 그래서 구체적으로 수승화강이 안 되면 피부는 건조해지고, 혈관이 확장되며, 눈동자가 불안하고 눈 깜빡임이 잦아지며 안구건조가 생기거나, 얼굴이 붉어져 안면홍조가 생기고, 기미 여드름도 생기고, 입이 마르고 머리가 아프며, 소화도 안되고 속이 더부룩하며, 아토피나 설사, 변비 등도 나타난다. 또한 상기병이나 화병(울화병), 소화불량, 심한 만성 피로감에 시달리고, 아랫배와 손발이 차고, 목이 뻣뻣해지며, 목과 코가 아프고, 면역력이 떨어져 감기에도 자주 걸리며, 나아가 고혈압, 당뇨, 불면증, 디스크와 각종 암, 중풍, 위장병, 정신불안, 집착증, 노이로제, 우울증까지 나타난다고 한다. 그야말로 몸이 균형이 총체적으로 깨지고 병에 대한 몸의 저항력과 자연치유력이 약해져 그야말로 몸 전체가 종합병원이 되는 셈이다.

이뿐만 아니라 머리가 뜨거워지면 탈모를 유발시키기도 한다고 하는데, 여성 탈모환자가 절 운동을 통해 2개월만에 다시 새까만 머리카락이 나기 시작했다는 것을 보더라도 절 운동이 수승화강의 효과와 그로인한 치유의 예를 볼 수 있다. 대부분의 암 환자나, 치매, 중풍환자, 정신병자들 또한 뱃속이 차갑다고 하며, 병이 많아지는 노인들의 배도 차갑다고 한다. 이처럼 대부분의 환자는 수승화강이 제대로 되지 않아 배와 손발이 차다. 그러나 환자가 아니더라도 현대인들은 주로 머리를 많이 쓰고 반면에 몸을 적게 움직이기 때문에 수승화강이 잘 되지 않는다고 한다. 또한 옛 사람들은 온돌방 생활을 주로 했기에 자연스런 족열이 가능했는데, 요즘은 서양식 난방법으로 난방기가 도입되면서 바닥은 차고 위의 공기만 더워져 두한족열을 거스르게 된다. 이러한 상황 속에서 수승화강을 할 수 있는 방법으로 한 때 반신욕이 유행했었고, 마사지 같은 방법을 써 오기도 했으나 요즘 새롭게 수승화강의 효과가 강력하게 증명되고 있는 것이 바로 절 운동인 것이다. 절 운동은 머리가 땅까지 반복해서 닿는 유일한 운동으로 요가 동작의 왕으로 불리우는 물구나무서기의 동작에서와 같이 자연스럽게 수승화강을 이끌어 낼 수 있다.

실제 SBS 스페셜 '0.2평의 기적, 절하는 사람들'에서는 108배 후 체열측정에서 얼굴과 가슴의 온도는 하강하는 반면 하반신의 온도가 상승되는 수승화강을 실험을 통해 보여주었으며, KBS 생노병사의 비밀 '108배의 수수께끼'

에서도 걷기 운동군과 절 운동군의 비교에서 걷기 운동군은 똑같은 운동 후에도 체열의 변화가 없는데 반해, 절 운동군은 108배 후 안면의 온도가 평균 2도가 떨어지고 하체는 따뜻하며 상체의 열이 없어진 것이 뚜렷하게 실험으로 증명되었다. 그동안 수승화강이나 두한족열은 인간의 건강을 설명하는 핵심 원리로 알려져 왔으면서도 어떻게 수승화강이 되도록 할 것인가의 문제에서는 뚜렷한 방법으로 내세울 만한 것들이 많지 않았는데 최근의 과학적인 증명이나 방송들을 통해서 불가에서 내려오던 절 운동이 수승화강의 특별한 효과가 있다는 것이 증명된 것이다.

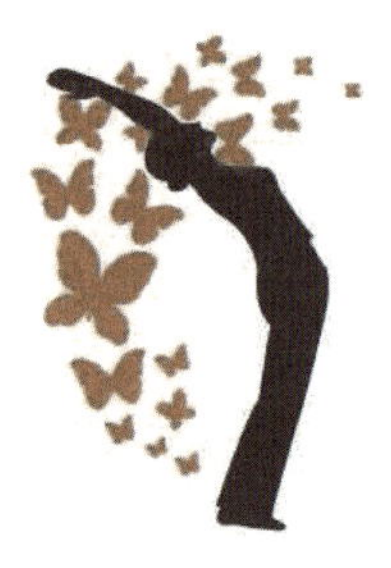

건강한 숨쉬기

절 운동은 단전호흡, 복식호흡의 효과가 있다. 우리의 삶에서 호흡의 중요성은 아무리 강조해도 지나치지 않다. 호흡이 끊어지면 삶도 끊어지는 것이 아닌가. 또한 우리 몸과 마음의 모든 현상들도 호흡과 직결되어 있다. 몸과 마음에 어떤 변화가 생길 때 가장 먼저 호흡 박동 수가 달라진다. 화가 나거나, 흥분하거나, 사랑을 하거나, 일상적인 마음에서 벗어나 평정심을 잃는 순간 호흡이 빨라진다. 이처럼 몸과 마음 어느 한 쪽에서 여여한 평정심을 잃는 순간 호흡의 변화를 감지하게 되지만 다시금 평정심을 되찾게 되면 곧장 호흡도 가지런해진다. 이처럼 호흡이란 우리 몸과 마음에 아주 중요한 신호를 보내주는 기능을 한다.

일반적으로 사람들의 호흡은 가슴으로 숨을 들이마시고 내쉬는 흉식호흡을 한다. 그렇기에 호흡이 짧고 빠르다. 호흡이 짧고 빠르면 인생도 짧고 빨리 간다는 말이 있다. 그러나 아랫배까지 호흡을 끌어 내리는 복식호흡, 단전호흡을 하게 되면 호흡이 더욱 길어지고, 산소를 더욱 많이 인체에 공급해 줄 수 있으며, 호흡도 깊어지고 차분해짐으로써 우리의 삶도 평정을 찾고 평화로워지게 된다. 물론 그렇다고 억지로 호흡을 길고 느리게 하고 단전까지 끌어내리기 위해 앉아서 애를 쓰면서 호흡을 가다듬고 숨을 참아가는 것은 좋지 못한 방법이다. 그동안 단전호흡의 장점이 소개되면서 많은 단체들에서 억지로 숨을 다스려 단전호흡을 하도록 하는 호흡법이 유행하기도 했는데 그런 억지스런 호흡의 변화는 오히려 마음의 평정에 방해가 되고 잘못하면 몸이 저리고 굳어지면서 두통이 오거나, 호흡곤란이나 상기병이 오고 심지어 정신이상이 오기도 하고 환청이나 환각에 시달리는 경우도 있다.

그렇기에 절 운동을 통한 복식호흡이야말로 자연스럽게 실천될 수 있는 조화로운 복식호흡의 방법이다. 절 운동을 하게 되면 몸의 중심점이 단전으로 가기 때문에 자연스럽게 복식호흡을 하게 되며, 호흡에 맞춰 행하는 절 운동은 호흡의 길이를 길고 고르게 바꾸어 줌으로써 온 몸에 산소의 공급을 원활하게 해 준다. 앞서 언급했던 생노병사의 비밀에서도 절 운동을 하는 이를 대상으로 실험을 한 결과 절을 하기 전에는 호흡의 길이가 2.9초였던 것이 절이 끝나갈 무렵에는 4.2초까지 길어지고 아울러 집중력도 증가한 것을 볼 수 있다. 또한 절 운동은 복식호흡을 하게 해 줌으로써 부교감신경을 활성화시켜 심신의 안정을 가져

오고 심장에 혈액을 많이 공급해 준다는 것도 밝혀졌다. 또한 걷기 운동군과의 비교 실험에서는 걷기 운동군은 운동 후 단전에 열이 떨어지는데 비해 절 운동군은 단전의 열이 유지됨으로써 절 운동의 복식호흡 효과가 증명되기도 했다. 특히 복부비만 해소는 유산소 호흡이 되어야 다이어트 효과가 있다. 무산소 운동은 결코 지방을 태울 수 없음을 알아야 한다.

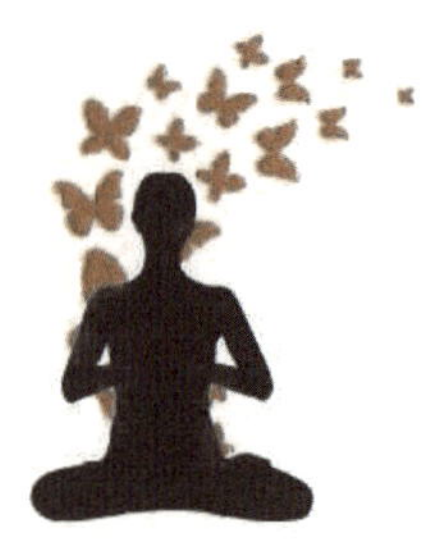

호흡을 보다

절 운동의 가장 중요한 핵심은 호흡법이다. 필자가 절 운동에 자신이 생긴 것 또한 호흡법을 익혔기 때문이다. 절을 많이 하다보면 자연스럽게 자신에 맞는 호흡을 익힐 수 있지만, 그렇지 않은 경우에는 호흡에 맞추어서 지도를 해주는 것이 지속적으로 수행하게 할 수 있는 방편이라고 생각된다. 절을 많이 해 본 수행자는 동작이나 호흡이 어느 정도 일치하는 것과 공통점을 발견 할 수가 있고 절하는 동작만 유심히 보아도, 수행한 정도와 피로가 얼마나 쌓여있는지를 알 수가 있다. 1000, 1500, 3000배 수행을 할 때 호흡법을 병행하지 않으면 남자가 여자보다 신체조건이 불리하기 때문에 많은 절을 하기가 어려운 것이다. 남자들에게 호흡법을 제대로 익히게 한다면 신체변화, 특히 정력증가와 음심(淫心)을 제기할 수 있는 장점을 부각시켜 절 운동에 대한 흥미를 일으키게 하는 방편이 될 수 있다. 필자의 경험으로 절을 체력에 맞게 했을 때 신장 방광기능이 왕성해지고, 1000배 이상 3000배를 했을 시에 음심이 사라지는 경험을 하기도 했다. 국군장병들에게 절 수련을 시킨다는 것은 집중력 강화로 사격대회에서 좋은 성적을 거둘 수 있고 안전사고를 예방하는 효과를 거둘 수 있었다. 여기에 선체조, 태극권, 절 운동을 병행한다면 더욱 큰 효과를 기대할 수 있다고 생각된다.

절을 하면서 호흡수련이 이루어지면 일상생활에서도 저절로 복식호흡을 하게 되므로 몸과 마음이 안정되고 편안해짐으로써 장수하게 된다. 모든 수련의 기본인 복식호흡은 글자 그대로 복부의 움직임을 중심으로 해서 이루어지는 호흡법으로서 수행에서 높은 성과를 거두기 위해 필수적인 조건이다. 그 이유는 다음과 같다. 첫째, 복식호흡은 더 많은 양의 공기를 받아들일 수 있다. 호흡운동은 흉부 근육과 횡경막의 규칙적인 수축, 이완으로 이루어지는데 흉식호흡에서는 주로 흉부 근육만이 움직이는데 비해 복식호흡에서는 횡경막이 주로 움직이게 된다. 횡격막의 면적은 무척 크기 때문에 (약270평방센티) 그것이 1센티미터 상하로 움직일 때마다 환기량은 300그램씩 늘어난다. 복식호흡 때의 횡경막 승강 운동의 폭은 흉식호흡 때에 비해 보통 2-3센티미터, 기공 숙달자의 경우 약 5센티미터 커지므로 환기량 또한 엄청나게 많아지는 셈이다. 이것은 곧 복식호흡이 더 많은 양의 산소와 기를 받아들인다는 말이 된다. 둘째, 한 번의 호흡으로 얻은 산소의 양이 많으면 그만큼 호흡 빈도는 적어지고, 따라서 호흡기 자체의 에너지 소모량이 훨씬 적어진다. 셋째, 호흡 빈도가 적어지면 호흡이 그만큼 길고 느긋해지게 된다. 길고 느긋한 호흡은 신경을 안정시키고 마음을 가라앉게 하여 생리기능에 좋은 영향을 미칠 뿐 아니라 입정에 도달하는데 용이하게 된다. 넷째, 횡경막 운동의 폭이 커지면 복강 안의 내장들에 대해 일종의 안마작용을 일으키므로 소화기를 비롯한 각 내장의 기능을 증강한다. 다섯째, 기공적 관점에서 가장 중요한 것은 하복부 운동을 수반하는 복식호흡은 단정에서 기를 단련하고 기르며 그 기를 운행시키는 동력의 구실을 한다는 점이다.

천기수련에서는 복식호흡을 가장 중요시 한다. 오늘날 많은 수련단체에서도 복식호흡을 채택하고 있으나 호흡으로 인한 부작용도 따르고 있어 올바른 지도가 없으면 건강을 잃는 우를 범하게 된다는 점을 명심해야 한다. 천기호흡에서는 2500년 전 부처님이 깨달음을 얻을 당시 보리수 아래에서 수련을 할 때 사용하셨던 호흡이다. 이때 부처님께서는 복식호흡을 하셨는데 날숨을 길게하고 들숨을 짧게하는 이른바 장출식(長出息), 입단식(入短息) 호흡을 하셨으며 이를 제자들에게 가르치셨다. 그것이 바로 안반수의경이란 경전이다.

필자의 경우 2002년 6월 4일 천일기도를 입재하여 100일 쯤 되는 어느 날 절을 마치고 좌복에 앉아 숨을 쉬는데 이상하게도 코에서부터 숨이 나가고 들어오는 것이 너무도 뚜렷하게 보이는지라, 계속 호흡만 보면서 한참을 앉아 있었다. 영천사 초연주지스님께 여쭈어 보니, 무술 수련을 하시는 스님들 중에 그런 경우를 보았다는 말씀을 하셨다. 단지 절을 열심히 하였을 뿐인데, 안반수의경에서 수식관(數息觀)의 다음단계인 상수(相隨) 지(止)의 단계에서 호흡이 각성되어 호흡이 보인 것 같은데 과학적으로 설명할 수 없는 현상이었다. 자신도 모르게 전생의 수행공덕과 지성으로 절을 한 덕분으로 호흡을 보게 되면서, 저절로 복식호흡과 단전호흡을 하게 된 것이다. 오로지 신심으로 절을 한 결과 가끔 무념의 상태에 빠지기도 하고 잦은 감기와 성대에 무리가 가면 목이 쉬는 증상, 위장병, 울화증도 완치가 되었으니 명훈, 몽중, 현전가피를 입었다고 할 수 있다. 진심과 탐심이 많이 줄어든 것이 모두가 절 운동 덕분인 것 같다. 일괄적인 호흡법 지도는 적절하지 않다고 생각한다. 장출식

(長出息) 호흡이 기본이 되는 것은 당연한 이치지만, 처음 합장하고 무릎을 굽혀 올라올 때까지 계속 내쉬는 호(呼), 숨을 쉬고 목을 굽혀 손바닥을 집고 올라오면서 숨을 한번 가볍게 들이마시는 흡(吸) 손바닥이 바닥에서 떨어지면서부터 호흡이 정지되며, 허리가 완전히 펴지는 상태의 합장자세에서 크게 들이마시는 (흡)이 이루어진다. 폐활량이 부족한 초심자에게는 나누어서 호흡을 시켜야 할 것이다. 절의 속도와 맞추어 일정하게 하지 않으면 숨이 차면서 절을 오랫동안 하기가 어려워진다.

가장 중요한 것은 절 구분 동작 시 항상 날숨과 들숨이 일정한 상태를 유지해야 숨이 차지 않고 절을 할 수 있다. 이때 들이쉬는 숨이 한꺼번에 많은 양으로 짧게 아랫배까지 꽉 차있어야 한다. 이러한 수행이 숙날뇌년 사연스럽게 염불을 길게 할 수 있게 된다. 참선 또한 장출식이 되어져야만 정(定)에 들어갈 수 있으며 평온한 마음 상태를 유지할 수 있는 것이다. 필자의 경우는 100일 정도 절 운동 후 호흡을 보고 나서 참선을 하면서 나가는 호흡에 너무 욕심을 내어 상기가 되는 적도 있었다. 처음에 1~2m 보이던 숨이 차츰 멀어지면서, 아랫배가 당기고 통증이 있었다. 이때 호흡을 해본 결과 호흡이 많이 길어진 것을 체험하였는데, 서울 강남의 능인선원 넓은 법당을 나가는 호흡으로 두 세바퀴를 돌아가는 것이 보였다. 그때부터 신묘장구 주력수행을 하게 된 것이다. 그 후 고양시 덕양구에 있는 집에서 국녕사 대불 부처님까지 북한산을 한바퀴 돌고 들어오는 호흡을 관하다가 숨이 차고 얼굴에 열이 올라 참선을 포기해야 했던 경험을 하였기에 호흡법이야말로 염불과 참선의 기초라는 것을 알게 되었다. 계속 108배 이상을 하루도 빠지지 않고 한 결과 대비주 주력 15만독 이상, 참선수행도 자리를 잡았다. 초심자에게는 내쉬는 숨 위주로 염불을 시키면서 하는 방법이 가장 무난하고 들어오는 숨에서는 신경을 쓰지 않고 스스로 호흡할 수 있는 방법을 익히게 하는 것이 가장 좋다. 나가는 호흡만 충실하면 들어오는 호흡은 자연적으로 익히게 되는 것이며, 중요한 것은 나가는 호흡을 길게 할 수 있도록 지도하는 것이다. 절을 많이 한 여자 신도를 대상으로 호흡법을 지도해본 결과 정말로 숨이 차지 않고 108배를 할 수 있게 되었다고 좋아하였다. 호흡만 정확히 하면 숨이 차지 않는 상태로 절을 할 수 있는 것이 입증된 것이다. 절을 많이 한 신도들은 호흡 지도만 해도 지치지 않고 숨차지 않는 절을 할 수 있도록 며칠 이내에 호흡법을 익히게 된다.

뒤틀린 몸 바로잡기

절 운동은 디스크와 척추교정, 체형유지에도 효과가 뚜렷하다. 다른 운동들과 비교되는 절 운동의 가장 큰 특징 중에 하나는 몸의 좌우가 흐트러짐 없이 균형 있게 똑같이 움직여지는 운동이라는 점이다. 따라서 절 운동을 통해 척추가 휘었거나, 골반이 틀어졌거나, 디스크 환자, 척추측만증 환자 등에게 비틀어진 몸을 교정해 주고 몸의 체형을 유지해 주는 특별한 효과가 입증되고 있다. 요즘 사람들은 보통 학생 때부터 의자 생활을 많이 하고, 특히 컴퓨터 사용이 늘어나면서 똑바르지 않은 자세로 생활하다보면 허리나, 목, 골반 등이 비틀어지거나 그로인해 목디스크, 허리디스크 등의 병이 생겨날 우려가 점점 커지고 있다고 한다. 22년 전보다 30% 이상 디스크 환자가 증가하고 있으며, 최근 2년만 해도 목디스크 환자가 10만명이나 급증하였고, 특히 청소년 디스크 환자가 급증하고 있다고 한다. 그뿐 아니라 운동을 많이 한 운동선수들이라고 할지라도 체형이 온전하게 유지되어 있다고 볼 수는 없다. 오히려 운동선수들은 보통 스포츠의 특성상 좌우 쪽 중 어느 한 쪽만을 많이 사용하기 때문에 체형이 비틀어져 있거나, 척추, 골반, 목 등이 휘거나 비틀어지는 경우가 많다. 축구,

야구, 탁구, 골프, 테니스 등 어느 스포츠든지 한 쪽을 다른 쪽보다 더 많이 사용하게 마련이고, 그것은 곧 다른 한 쪽과의 차이를 가져오게 마련이다.

예전에 절 수행을 열심히 하던 한 보살님도 한두 시간 절을 열심히 하다가 보면 앞쪽, 우측쪽으로 방석이 밀려 나가 매번 정면을 보고 절을 시작하다가도 하다보면 오른쪽을 보고 절을 하게 되는 일이 있었다. 보통 108배 이상을 꾸준히 하다보면 자신도 모르게 방석이 좌측이나 우측으로 밀려나가는 경험을 하기 쉬운데 그것이 다 척추나 골반, 목 등이 비틀어져 있기 때문이다. 이러한 경우에 절 운동은 그야말로 최고의 체형 교정 방법이 될 수 있다. 실제로 SBS 스페셜 '절 하는 사람들'에서는 척추가 30도나 굽어 있던 척추측만증 환자가 절 운동을 시작한지 2달 만에 20도로 확연히 개선된 것을 볼 수 있었으며, '생노병사의 비밀 108배' 편에서도 뇌손상으로 편마비가 있던 분이 절 운동으로 다른 좌측 편마비 환자에 비해 골반이 수평으로 균형상태가 된 것이 증명되었고, 목디스크를 받은 환자도 일자형이던 목이 일반인과 같은 C자형으로 바뀌었다.

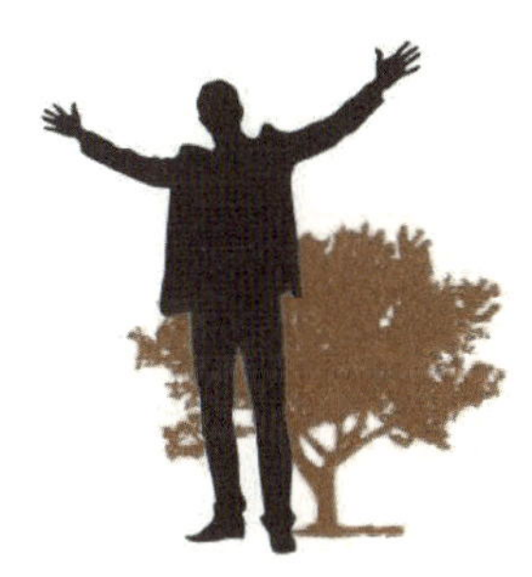

절로 다스리는 성인병

절 운동으로 당뇨병을 완치한 K판사가 있다. 주위에서 '108배 교주'라고 불리는 K판사는 매일 아침 집에서 108배를 하고 낮에 사무실에서 틈나는 대로 108배를 한 뒤 저녁에 다시 집에서 108배를 한다. K모 판사가 절을 하게 된 것은 '당뇨병' 때문이었다. 바쁘게 숨 가쁘게 살아오다가 어느 날 갑자기 찾아온 당뇨병은 충격이 아닐 수 없었다. '열심히 살았는데…. 나에게도 이런 일이 있다니.' K판사는 부인의 권유로 절을 시작했다. 그리고 이틀 만에 혈당이 떨어지기 시작해 20일 만에 혈당이 정상으로 돌아왔지만 절을 하는 것은 멈추지 않고 있다. 건강 때문에 시작했지만 건강해진 이후에도 절을 계속하는 K판사는 "병을 낫게 해 달라며 절하는 것이 아니라 절을 할수록 마음을 비우고 나 자신을 돌아보며 낮추게 되기 때문"에 절을 한다며 "막상 절을 할 때는 생각을 비우고 참회한다는 의식조차 버린다"고 한다. 절하며 인생이 달라졌다는 K판사는 절 덕에 인생이 황금 무지개가 아니어도, 어떤 고난이 오더라도 그것을 극복할 거라는 자신감이 생겼다고 한다. 절 운동은 당뇨 및 고혈압 등 성인병 예방에도 효과가 있다. 이것은 앞에서 설명한 대로 수승화강의 효과로 인해 고혈압과 당뇨병이 예방되는 것이기도 하고, 머리가 땅에까지 내려갔다가 올라가기를 반복하는 절 운동의 특성과도 밀접한 관련이 있다고 한다. 요즘에 나이드신 분들을 보면 고혈압과 당뇨 때문에 고생하는 분들이 많다. 특히 당뇨는 한 번 걸리면 계속해서 약을 복용해야 하는 어려움이 있다 보니 약에 대한 내성이 생겨 더욱 강하고 많은 양을 먹어야 하고 그러다보면 약에 중독이 될 수도 있으며, 약의 독이 몸에 퍼져 만성적인 생명력의 약화로 이어지기 쉽다. 그러나 사실 당뇨 약은 병의 근원을 치유하는 것이 아닌 임시적인 효과만을 주기 때문에 계속해서 복용하면 안 되고, 자칫 계속 복용하게 되면 저혈당증이나 다른 합병증을 유발할 수 있다고 한다. 당뇨가 생기는 이유는 영양불균형도 있지만 주로 스트레스와 운동부족, 체내 유해독소의 축적, 불규칙한 생활습관 등에 있는데, 절 운동은 명상효과를 통해 스트레스를 획기적으로 줄여줄 뿐 아니라 유산소운동과 동시에 근력운동을 하게 해 주고 108배를 할 때 나오는 땀은 체내의 유해독소를 배출시켜 준다. 또한 아침, 저녁에 규칙적으로 행하는 108배는 생활습관도 바꾸어 줌으로써 근본적인 당뇨의 예방과 치유를 할 수 있게 해 준다. 고혈압 또한 식염의 과다섭취, 과도한 음주, 흡연 등이 원인이기도 하지만, 주로 스트레스, 운동부족, 비만, 정신적 흥분이나 불안 등이 그 원인으로 꼽히고 있다. 절 운동을 통해 스트레스와 정신적인 불안 등을 없애고 운동부족과 비만 등을 치유할 수 있으며, 고혈압에 중요한 요소인 신장과 심장에 대해서도 수승화강을 통해 신장과 심장의 기능을 온전하게 함으로써 온몸의 기운을 이상적으로 바꾸어 자연치유력을 극대화할 수 있다. 특히 당뇨 환자가 꾸준히 절 운동을 하게 되면 약을 줄이면서도 오히려 혈당을 떨어뜨릴 수 있고 혈당이 제자리를 찾는다. 일반적으로 병원에서는 약을 복용하면서 걷기나 등산 같은 운동을 추천한다고 하는데, 걷기나 등산 같은 운동에 비해 절 운동이 혈당을 떨어뜨리는데 더욱 큰 효과가 있다는 것이 증명되고 있다.

SBS 스페셜에서 당뇨환자들을 대상으로 4주간의 실험을 한 결과 혈당 수치가 각각 11, 19, 38, 46 정도 현격히 떨어졌으며, 실험에 참가한 한 실험자는 35년간 있어왔던 불면증이 사라지기도 했다. 생노병사의 비밀에서도 당뇨환자의 혈당변화를 걷기운동군과 비교하여 실험했는데, 걷기운동군에 비해 혈당이 떨어졌으며, 한 실험자는 약을 반으로 줄이고도 혈당 변화의 폭이 오히려 줄어들었고, 특히 공복혈당은 걷기 운동군보다 크게 떨어지는 것을 볼 수 있었다. 또한 유리지방산이 감소함으로써 혈당이 떨어지고, 인슐린의 분비도 좋아졌고 이와 함께 스트레스 지수도 함께 감소하는 것을 볼 수 있었다.

이뿐 아니라 김재성 한의사가 쓴 책 '하루 108배, 내 몸을 살리는 10분의 기적'이라는 책에 나온 한동일 교수의 이야기는 108배를 통해 당뇨병을 극복하게 된 생생한 수기를 들을 수 있다. 한 교수는 당수치가 일반인보다 세 배쯤 높은 수치를 받고는 깊은 절망감으로 무기력하게 병실 신세를 지게 되었다고 한다. 그러면서 온갖 책도 찾아보고, 이겨내기 위한 원인을 찾던 중 평소 술, 남배나 육식노 즐기지 않으며 집안에 당뇨병력이 있는 사람도 없다보니 이 문제는 평소 운동을 거의 하지 않은데 그 원인이 있음을 깨닫고는 아내의 권유로 108배를 시작하게 되었다고 한다. 처음에는 평소 거의 운동을 하지 않던 터라 많이 힘들었지만 계속 꾸준히 절을 하면서 몸에 생기가 돌며 건강해짐을 느꼈다고 한다. 매일 108배를 하던 어느 날 80배 정도에 이르렀을 때 호흡

과 함께 단전에 마치 불덩이 같은 뜨거운 기
운을 느끼면서부터 건강에 대한 확신이 들어,
퇴원후 집에서 계속 절 운동을 했다. 절 운동
을 통해 병을 이길 수 있다는 확신이 들자 퇴
원 후 두 달이 지나고부터는 모든 약 복용을
중단하고 절 운동에만 매진했다. 그런데 놀라
운 일이 일어난 것이다. 모든 약 복용을 중단
했는데도 불구하고 병원을 찾아 실시한 혈당
검사에서 정상혈당이 나온 것이다. 이후에는
매일 108배를 하며 연구와 세미나 등으로 바
쁜 시간을 보냈지만 혈당치가 정상 범위를 벗
어나지 않았고, 더욱 절 운동에 대한 가치를
깨달으면서 절 수행도 매일 300배로 늘려나가
기도 하고, 절 운동에 대한 연구도 하고 있으
며, 많은 이들에게 절 수행을 전파하는 '108배
포교사'가 되고 있다고 한다.
이처럼 당뇨와 고혈압 등에서도 108배의 효과
가 곳곳에서 증명되고 있는 가운데, 절 운동이
동맥경화를 예방한다는 실험 결과도 나왔다.
동국대 강남한방병원에서는 108배가 인체에
끼치는 유용한 효과를 밝히기 위한 실험에서
108배가 동맥경화를 예방하는 HDL 수치를
상승시키거나, 동맥경화를 유발시키는 LDL 수
치가 떨어지는 것을 밝힘으로써 108배 운동이

동맥경화 예방에도 효과가 있음을 입증하기도
했다.

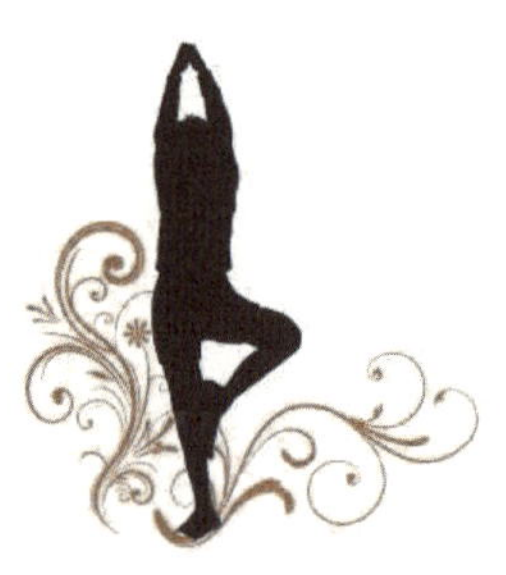

관절염과 이별하기

우리나라 전체인구의 약 12%, 60세 이상은 50%이상이 관절염을 앓고 있으며 특히 운동 부족과 비만 등의 이유로 젊은 층의 관절염 유병률도 점차 늘고 있는 추세라고 한다. 보통 절 운동을 하면 관절을 많이 쓰기 때문에 오히려 관절염에 좋지 않거나, 관절에 무리를 주게 된다고 생각하는 사람들이 많은데, 절을 평소 하지 않다가 갑자기 3000배, 1만배를 한다거나 하는 등의 급격하고 무리한 절 운동이 아닌 108배 이상 꾸준히, 자신이 할 수 있는 시간과 속도로 정기적으로 절을 하게 된다면 관절이 훨씬 좋아지며 관절염 및 골다공증 등의 예방에도 효과적이다. SBS 스페셜에서도 일반인 평균치보다 절 운동을 오래 한 수행자들이 월등하게 무릎이 건강한 것으로 밝혀졌다. 절 운동은 근관절 기능을 좋게 하고, 퇴행성 연골 손상을 줄여주는 무릎 강화 운동법인 동시에, 절하면서 움직여주는 온 몸의 척추, 골반, 어깨, 손목, 다리, 발목, 발가락 등을 강화시켜 줄 수 있는 최고의 운동이자 수행법이다.

뿐만 아니라 우리 몸을 지탱하는 기둥과도 같은 뼈를 튼튼하게 해 준다. 뼈는 언제나 그대로 견고할 것이라고 생각하기 쉽지만 30대 중반이 지나면서 최대 골량에 도달하던 뼈는 점차 생성되는 양이 줄어들고 골 소실이 일어나면서 뼈 속의 무기질이 빠져나가 강도가 약해져 작은 충격에도 뼈가 쉽게 부러지는 골다공증이 오기도 한다. 그런데 꾸준한 절 운동은 골밀도를 증가시키고, 나이가 들면서 자연스럽게 무기질이 감소되는 것을 지연시킴으로써 뼈를 튼튼하게 하는 역할을 한다고 한다. 특히 30대 중반 이후부터 점차 줄어드는 골 소실이나 무기질 손실을 줄이고 건강한 중년기 이후의 삶을 맞이하기 위해서는 젊었을 때부터 절 운동을 통하여 미리부터 뼈를 튼튼하게 해 둘 필요가 있다. 건물에 비교한다면 뼈는 철근이요, 근육은 콘크리트이다. 절 운동은 근육강화에 아주 큰 효과를 준다.

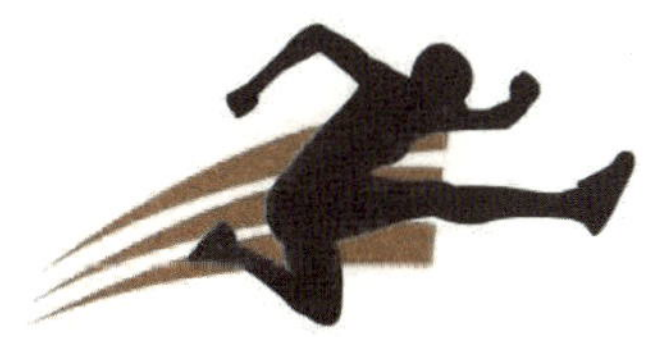

내 몸에 기가 산다

절 운동은 온몸의 근육과 관절, 뼈 등을 꾸준히 자극하며 움직여줌으로써 온 몸의 경혈점과 경락이 자극 받도록 하는 가장 완벽한 경락운동이라고 한다. 경락이란 인체의 기와 혈이 흐르는 통로로 경락의 소통이 제대로 될 때 우리의 몸이 하나의 유기체로 온전한 생명력을 가질 수 있다. 김재성 한의사에 의하면, 108배가 한의학의 양생(養生)원리와 맞닿아 있으며, 절 운동을 할 때마다 12경락과 14경맥, 361혈이 적절히 자극되어 가장 이상적으로 우리 인체의 기혈을 원활하게 소통시켜주는 운동이라고 한다. 특히 죽어가는 사람도 살리는 혈자리라고 알려진 발의 용천혈을 자극시켜 신장을 강화시켜 주는 등 발의 기혈을 자극하고, 온몸을 반복적으로 수축과 이완시켜 줌으로써 고여 있는 혈액을 흐르게 하여 온 몸의 혈액순환을 좋게 하고 따라서 무좀, 동상과 같은 질환도 사라지게 한다.

절을 하는 동안 발을 반복적으로 지압 및 자극시켜 주는 것 또한 혈액의 펌핑작용을 도와 온몸의 혈액을 막힘없이 잘 흐르도록 도와준다. 또한 발가락, 발목 등에 모여 있는 어혈(죽은피)를 없애주고 피의 색깔 또한 맑은 선홍색으로 바꾸어 준다고 한다. 또한 절 운동은 몸 속의 온갖 노폐물 등을 배출시켜 준다. 절을 하면서 나오는 땀으로써 방출해 주기도 하며, 동시에 기혈과 경락의 자극 등을 통해 소화 및 배설기능을 촉진시킴으로써 몸 속의 노폐물이나 중금속, 독소 등을 배출시켜 준다. 실제로 청견스님의 책에서는 젊은 시절부터 계속해서 먹은 두통약에 중독되었던 한 보살님이 1만배 절 수행을 통해 전신의 모공에서 까만 노폐물이 지독한 냄새와 함께 죽은깨처럼 나오면서 약독이 치유되는 예를 보여주고 있다. 마찬가지로 술독이나 각종 오염물질로 중독되어 몸 속에 쌓여 있는 온갖 노폐물들이 절 운동을 꾸준히 하게 되면 온 몸의 자정작용과 자연치유, 순환기능의 회복과 동시에 절 운동의 맑은 정신과 원력이 합쳐져 몸 밖으로 삐져니오게 되는 것이다.

한의학에서 기.혈.수. 물질적 순환과 에너지 순환인 정.기.신의 조화를 이루는 것을 매우 중요시 하는데, 기는 몸을 잘 움직이면 모을 수가 있다. 삶과 죽음은 기가 있다 없다로 이해하면 쉽다. 기를 많이 모을 수 있다면 건강한 사람이요 흩어지면 죽음일 것이다. "체형과 체질에 맞는 호흡과 절 동작은 기를 모으는데 최적임을 체험할 수 있다." 혈이란 몸속을 순

환해서 온몸의 세포에 영양과 산소를 공급해
주는 역할을 한다.

수는 노폐물 등을 몸 밖으로 배출하는 역할을
하는 체액(림파액)등을 말한다. 정□□은 몸뿐
만이 아니라 전 우주로 이어질 수 있는 힘이
다.

정, 신장 방광을 위주로 정력을 말할 수 있으
며 막히면 생식기 계통에 문제를 일으킨다.
기, 생명활동을 유지하는 힘이고 막히면 순환
기 계통에 문제가 생긴다.
신, 기를 컨트롤하는 정신적 에너지로 막히면
정신적 감각에 문제가 생긴다.
"절 운동의 기본은 동작에 있고 어떻게 호흡과
일치하며 몸 전체와 소통하느냐에 관건이 있
다." 정신적으로 초조하고 불안하면 호흡이 얕
아지고 빨라진다. 반대로 마음이 안정되어 뇌
파가 ∝파 상태로 되면 호흡은 느려지고 깊은
호흡을 하게 된다. 명상을 통해서 조절하기가
이론과는 다르게 초심자들에게는 결코 쉽지
않다. 호흡이 단전으로 내려오지 않으면 다리,
어깨, 허리 등 통증으로 앉아있기 불편하다.
그러나 절 운동은 움직이는 동작이므로 속도
를 조절하며 집중상태를 유지할 수 있도록 제
대로 하는 방법만 터득하면 가장 큰 효과를

내는 수행법이다. 많은 이들이 복을 구하기 위해 기도할 때 사참수행(몸으로 하는)이 이참수행(마음으로하는)보다 가피가 빠른 것은 호흡 조절과 체력증가 기운의 상승으로 뇌파의 변화를 이루기 때문이다. 따라서 절 운동은 모든 수행의 기초가 된다.

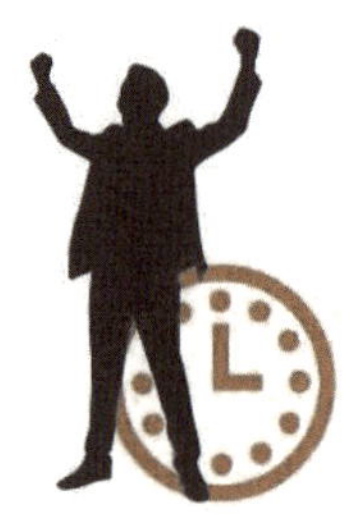

횟수보다 습관, 무엇보다 호흡이다

절 운동이 건강에 좋다라는 것은 누구나 알 수 있을 정도로 알려져 있으나 많은 사람들이 실천하기 어렵다. 천배를 했다 3천배를 했다 만배를 했다는 것은 결국 의학적으로 볼 때 신체를 혹사하여 무리를 했을 뿐이다. 평소 절을 하지 않는 사람은 후유증으로 고통을 받을 뿐만 아니라 건강을 해칠 수도 있다. 진정으로 자신의 건강을 유지하고 힘을 얻기 위해서는 횟수는 중요하지 않다. 무엇보다 중요한 것은 쉬지 않고 매일매일 실천 하는 것이다. 습관을 만드는 것과 습관을 바꾸는 것은 커다란 복전이요 이득이 됨을 알아야 한다. 절 운동의 백미는 호흡이다. 일반적인 운동인 걷기나 달리기는 흉식호흡 내지는 코만으로 호흡을 하게 된다. 그러나 절을 하면서 일정한 호흡을 하면 복식호흡을 자연스럽게 하게 된다. 복식호흡을 하게 되면 복압(腹壓)이 높아지게 되고 모든 장기에 영향을 주게 되며 특히 심장의 압을 떨어트려 심신의 안정을 이루며 부교감 신경을 활성화 시키는 작용을 하게 된다. 실제로 단전에 집중하며 염불이나 주력을 해보면 손발이 더워지고 온몸에 기혈이 순환됨을 경험할 수 있는데 단전에 집중하는 명상이나 훈련은 많은 노력과 시간을 투자해야 하지만 손

쉽게 할 수 있는 절을 하게 되면 자연스레 단전호흡을 익히게 된다. 참선을 해서 얻은 상기병은 절을 함으로써 자연스럽게 수승화강을 이루게 되어 머리는 차갑게 발과 배는 덥게 할 수 있다. 상기병 외 스트레스나 성인병의 치유가 되는 이유가 단전호흡에 있다. 입적하신 숭산스님께서는 단전을 에너지 가든으로 쉽게 서양인들에게 설명했었다 .

절을 하면서 하는 호흡은 코로 들이마시고 입으로 내뱉는 호흡을 해야 한다. 가장 좋은 방법은 일어서면서 코로 숨을 들이마시고 엎드리면서 염불 하는 방법이다 필자의 경우 처음에는 관세음보살을 염불 하면서 엎드리고 올라오면서 코로 들이마시는 호흡을 했었고 지금은 천수경 참회게송 한편을 하면서 108배를 하고 있다. 아석소조 제악업부터 옴살바 못자모지 사다야 사바하까지가 36배가 되기에 처음 36배는 재삼투지를 하고 나머지 72배는 오체투지를 하고 있다. 108배 후 이어서 5배는 어깨를 풀어주는 재삼투지로 마지막 호흡을 조절하고 있다.

기의 흐름을 주도하는 것이 호흡이므로 모든 운동과 수행 또한 호흡이 가장 중요하다. 음과 양의 조화를 이루기 위해서는 조급함을 내면

실패한다. 무엇보다 절 동작 하나하나가 기공 수련이므로 부드럽고 유연해야 한다. 불안하고 초조하고 화가 날 때도 평소에 습관이 되어 있다면 절하면서 쌓인 분노와 스트레스가 해소 된다. 절 자체가 가장 빠른 최상승의 명상 수행이 될 수 있음이라. 부드럽고 완만한 호흡에 실어 몸의 탄력을 이용해야 한다. 턱걸이 할 때 배지기의 원리를 오체투지 동작 엎드렸을 때 일어날 때 응용하면 각 관절부분 특히 무릎과 허리 복부를 무리하지 않고 강화할 수 있으며 힘들지 않은 절 동작을 이어갈 수 있다. 요령을 터득하고 나면 절 수행은 그리 힘들지 않는 수행임을 터득하게 된다.

운동과 수행, 노동의 차이가 똑같은 동작이더라도 차이가 나는 것은 마음먹기에 달려있다. 수행이 이루어지려면 절대 호흡을 놓쳐서는 안된다. 호흡에 집중하다 보면 온몸과 소통 또한 가능해진다. 부처님께서 설하신 우리의 생명은 호흡지간에 있다는 사실을 잊어서는 안된다. 바른 호흡을 하게 되면 무병할 수 있다. 결국 절 운동은 단전호흡과 호흡을 익히는 최상승 수행임을 알아야 한다. 장출식(내뱉는 호흡이 긴호흡) 호흡이건 조식(들숨과 날숨이 같은) 호흡이건 체력과 장부의 허실에 맞는 호흡만 할 수 있다면 건강에 엄청난 도움이 될 것이므로 처음 기본동작을 익혀서 여러 동작을 알고 본인에게 적합한 동작의 절 운동법을 찾아야 한다. 어깨통증이 있는 경우 허리 통증이 있는 경우 무릎 통증과 연골에 이상이 있는 경우 똑같은 절 동작을 강요하는 어리석음을 범해서는 오히려 해가 될 수 있다. 부처님께서 유언하신 자등명은 바로 자신이 가장 훌륭한 의사요 스승임을 알아야 하며 가장 먼저 스스로에 귀의해야 한다는 사실을 잊어서는 안된다.

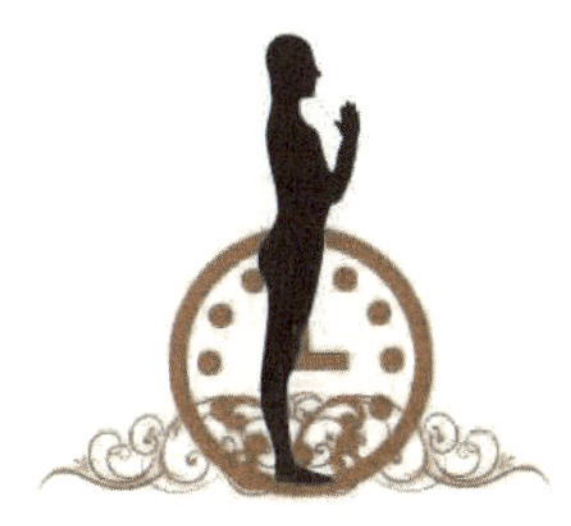

절은 언제 해야 하나?

108배는 매일 아침에 일어나서 번뇌를 다스릴 수 있는 가장 좋은 운동법이다. 그래서 스님들은 항상 새벽에 일어나 몸을 깨끗이 하고 108배를 한다. 오전 6~7시 사이 규칙적으로 절하는 것이 좋지만 여기에 대한 정답은 없다. 오전 5시~7시 사이와 저녁 9시~11시 사이가 가장 좋은데 그 중에서도 꼽으라면 저녁 9~11시가 좋다. 이때가 하루 중 가장 피곤할 때라 절을 하면 몸속에 있는 피로물질이 빠져나간다. 그래서 잠을 달게 잘 수 있다. 보통 자기 전에는 운동을 하지 말라고 하지만 절은 자기 직전에 하더라도 수면에 전혀 문제가 없다. 필자의 경우는 다이어트 목적이 아니라서 아침에 일어나 절 운동을 하고 있으며 다이어트가 목적이라면 최소 한 시간 이상은 해야 하고 따뜻한 곳에서 해야 한다. 땀을 많이 내는 게 좋으며 환기를 시킨 다음 찬바람이 들어오지 않게 한 따뜻한 방이 좋다. 무엇보다 108배 운동은 언제 어디서든 할 수 있다는 것이 가장 큰 장점이다. 대부분의 운동은 적잖은 시간과 노력, 비용을 들여야 하기 때문에 쉽게 실천하지 못하는 것이 사실이다. 반면에 108배 운동은 방석 하나만 있으면 언제 어디서 든 누구나 할 수 있다. 단, 집중도와 마음의 평정을 좀더 쉽게 얻기 위해서라면 조용한 공간을 찾아 절을 하는 것이 좋다. 전문가들은 건강에 도움이 되려면 1주일에 3번 이상 땀을 촉촉하게 흘릴 정도로 운동을 해야 한다고 충고한다. 어떤 운동을 하든 꾸준히 지속 하지 못하는 사람들이 많은데, 그것은 시작하나마나 한 것. 따라서 108배 운동도 무엇보다 꾸준히 하는 것이 중요하다. 처음부터 108배를 하는 것은 힘들다. 한 번에 많이 하고 지쳐서 그만두는 것보다 점차 횟수를 늘리며 꾸준히 하는 것이 더 낫다. 매일 하는 것이 가장 좋으나 상황이 여의치 않으면 주기적으로 1주일에 3번 이상은 하는 것이 효과적이다.

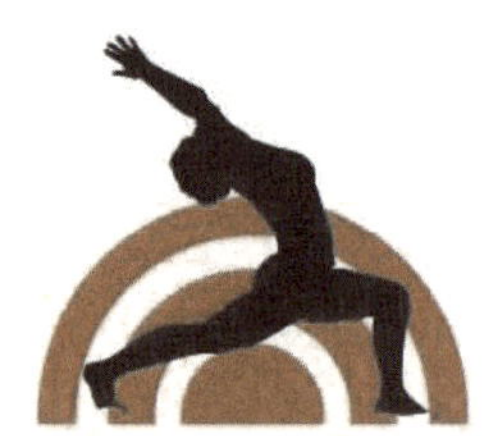

한의학 측면에서 본
건강과 절 운동

새벽기도의 중요성을 한의학적으로 입증할 수 있는 부분은 기도 시간인 3~5시(인시)가 호흡을 작용하는 폐장기능을 왕성하게 하는 시간대이므로 기(氣)라고 하는 정의는 필자 소견으로는 호흡이라고 생각된다. 부처님께서도 생명은 호흡지간에 있다고 설하신 것만 보더라도, 새벽에 절, 염불, 참선수행은 피부를 관장하면서 기운의 가장 근본이 되는 폐, 장 기능을 좋게 한다는 이론이 성립될 수 있다. 피부는 건강의 척도를 가늠할 수 있는 것이기 때문에, 절 운동 역시도 새벽 기도와 같이 하면 효과적일 것이며, 가장 중요한 것은 한방의 12경락을 절을 하면서 손과 발을 통하여 자극할 수 있다는 것이다. 경락을 자극한다는 것은 6장(비장, 폐장, 신장, 심장, 간장, 심포) 6부(위장, 대장, 방광, 담관, 소장, 삼초)와 관련이 깊으므로 경락과 경혈은 체질과 체형, 장부의 허실을 파악하여 맞춤형으로 절 운동을 한다면 대체의학의 한 부분으로 자리 잡을 수 있고 건강에도 도움이 되면서 신심을 더욱 굳건히 할 수 있을 것이다. 한의학의 경락에 대한 자료를 정리해 보면, 다음과 같다.

가. 수태음폐경(手太陰肺經)의 경우

- 엄지손가락, 유주시간 인시(3~5)시

관련 장부는 폐장(호흡작용)으로 외기의 청기를 받아들여 폐 기능이 왕성한 시간이므로 잠에서 깨어나 호흡을 하고 움직이기 시작해야 한다. 폐 기능이 왕성한 사람일수록 인시에는 잠이 깨게 되며 이 시간에 일어나는 습관을 들이면 폐 기능이 왕성해진다. 본격적인 호흡이 시작되면 위기가 피부 바깥을 둘러싸서 피부는 건강한 상태를 유지하면서 스스로 보호하게 된다.

나. 수양명대장경(手陽明大腸經)의 경우

  - 둘째 손가락, 유주시간 묘시(5~7시)

관련 장부는 대장(배설작용)으로 폐를 돕고 배설작용을 하여 기의 정체를 막는 작용을 하므로 묘시에는 대변을 봐서 전날 먹은 음식 찌꺼기를 배출해야 한다. 대장은 22시간 동안 피부에 진액을 공급하고 촉촉한 피부가 건조해지지 않게 습한 기운을 피부로 보낸다.

다. 족양명위경(足陽明胃經)의 경우

　　- 둘째 발가락, 유주시간 진시(7~9)

관련 장부는 위장(소화 작용)으로 소화 작용을
담당하므로 이 시간에 아침을 먹으면 체하지
않는다. 그러므로 진시에 식사를 규칙적으로
하는 사람은 건강하다. 포식이나 과식하는 습
관은 위장에 부담을 주고 피를 탁하게 하여
피부가 거칠어진다.

라. 족태음비경(足太陰脾經) 의 경우

　　- 엄지발가락 밖, 유주시간 사시(9~11시)

관련 장부는 비장(저장 작용)으로 위장의 뒤에
붙어 있으며 위에서 흡수한 음식물을 하루동
안 필요한 영양분을 각 기관에 보내는 역할을
한다. 진시에 음식을 섭취하여야 사시에 비장
의 기능이 활발하여 소화가 잘 되어 각 장기
에 에너지 공급이 원활하게 된다.

마. 수소음심경(手少陰心經)의 경우

　　- 새끼손가락 안, 유주시간 오시(11~13시)

관련 장부는 심장(순환 작용)으로 비장에서 받은 피의 원료로 피를 생성하여 온몸에 공급한다. 과로나 격한 운동은 피하고 간단한 식사와 편한 마음으로 휴식을 취한다.

바. 수태양소장경(手太陽小腸經)의 경우
    - 새끼손가락 밖, 유주시간 미시(13~15시)

관련 장부는 소장(전환 작용)으로 섭취한 음식물을 마지막으로 우리 몸에 필요한 모든 영양분으로 흡수하면서 미시에는 열심히 일하고 움직이며 전신에 공급한다. 서서히 다음을 위해 휴식을 준비한다.

사. 족태양방광경(足太陽膀胱經)의 경우
    - 새끼 발가락, 유주시간 신시(15~17시)

관련 장부는 방광(청정 작용)으로 소변을 만들어 노폐물을 배설하고 우리 몸속으로 가는 기운과 피를 서서히 정화한다. 피부를 보호하던 위기(胃氣)가 피부 속으로 들어가 피부의 긴장이 풀어지고 피로가 온다. 신시 이후에는 충분한 휴식을 취하고 찬바람이나 한기를 피하고 마사지 등 피부 관리를 해준다.

아. 족소음신경(足少陰腎經)의 경우

  - 용천(湧泉, 발바닥) 유주시간 유시(17~19)

관련 장부는 신장(정기 작용)으로 진시와 오시에 먹었던 음식물이 어느 정도 소모되었으므로 가벼운 음식을 섭취한다. 유시 이후로는 무리한 활동을 하면 피부가 빨리 노화하고 거칠어지므로 휴식을 취하는 것이 좋다.

자. 수궐음심포경(手厥陰心包經)의 경우

  - 둘째 손가락, 유주시간 술시(19~21)

관련 장부는 심포(心包, 보호작용)로 낮동안 왕성하게 활동한 심장을 대신하여 피를 공급한다. 낮에 비해 흐르는 피의 양이 감소하고 체온이 떨어지며 과로한 상태가 된다. 술시 이후 무리하게 일하면 몸에 열이 나기 쉬워 몸이 마르고 허약해지며 잠이 잘 오지 않을 수 있다. 이 시간 이후 음식을 섭취하면 체내 모든 기관에 부담을 주게 된다.

차. 수소양삼초경(手小陽三焦經)의 경우

   - 넷째 발가락, 유주시간 해시(21~23시)

관련 장부는 삼초(정혈작용)이다. 술시는 체온이 가장 많이 떨어지는 시간으로 삼초는 체온을 유지해 주는 기관이다. 이 시간에 잠을 자야 술시에 못 다한 피의 정혈작용과 피를 식히는 작용을 할 수 있다.

카. 족소양담경 (足少陽膽經) 의 경우

   -새끼발가락, 유주시간 자시(23~1시)

관련 장부인 담은 용감한 것이나 놀라고 두려워하면 상한다. 담이 병들면 한숨을 잘 쉬고, 충분한 수면을 취해도 피곤하다. 담즙 속의 담즙산염은 지방이 쉽게 소화되도록 결정적인 역할을 하며, 비타민 K의 흡수를 돕고, 소장 운동을 촉진 시킨다.

타. 족궐음간경(足厥陰肝經)의 경우

  - 엄지발가락 중앙, 유주시간 축시(1~3시)

관련 장부인 간(배분작용)은 영양을 저장하고
신체활동의 에너지를 확보해서 저항력이 생기
게 한다. 그동안 정혈시킨 깨끗한 피를 전신으
로 보내기 시작한다.

위에 열거한 자료를 토대로 체형과 체질에 따
라 절 자세를 약간씩 다르게 하여 근기에 맞
는 수행지도를 해야 할 것이다. 절 운동지도를
위하여 한의학 기본 교육 공부도 하게 되었다.
설법이 장병들에게 호응도가 높아지면서 고정
으로 군법당 법회를 맡게 되어 포교에도 많은
도움이 되었나.

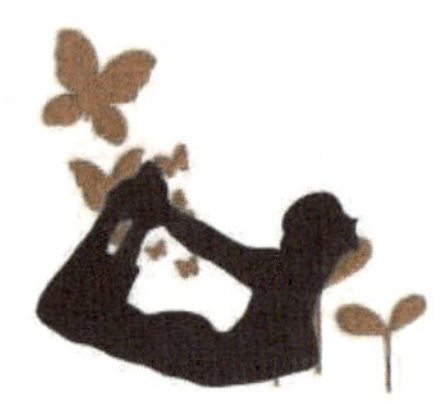

사상체질과 체형에 따른
절 운동 하는 법

사상체질 중 특히 태양, 태음인은 폐와 간을 중요시하는 체질로 속도를 빠르게 하는 방법이 도움이 될 것이다. 소양, 소음인은 비장과 신장을 중요시하는 체질이므로 절하는 속도를 태양, 태음인보다는 늦게 잡는 것이 좋다. 체질론에 대해서는 태음인이다, 소양인이다 하는 식으로 단적으로 구분할 수는 없다고 생각한다. 부모가 다른 체질일 경우, 자녀가 단일 체질로 태어날 수 없으며 반드시 주체질(主體質)과 종체질(從體質)체질로 나누어져야 한다.

어떤 경우는 태음, 소음, 소양, 세 가지 복합체질을 가진 사람도 있기에 절 운동 지도 역시 각 개인에 맞추어 맞춤지도를 하여야 효과가 좋을 것이므로 시간을 두고 많은 경험과 실습을 통하여 연구하여야 할 과제이다. 절 운동 지도를 제대로 하려면 오링테스트나 동사법(동전 등을 실에 매달아 기운을 측정하는 법), 양도락기(한의학 진단기), 채소 등을 이용하여 체질을 감별하여 체질별 그룹을 형성하여 절하는 법을 지도하여야 할 것이며 사람에 따라 주체질과 종체질의 비율이 다를 수 있고, 관절염이 심하거나 디스크가 심하게 손상된 환자의 경우는 절 운동을 권해서는 안될 것이다. 절 운동도 잘못하면 참선 수행자처럼 상기(上

氣)병으로 머리카락이 빠지는 경우를 보았다. 원주에 거주하는 최성호 동료 포교사의 경우, 매일 3000배 절 수행을 하다 머리카락이 빠지는 상기병에 걸려 치료한 예와, 무릎연골이 상한 경우, 절을 너무 빨리하여 폐장의 무리와 기 순환의 이상으로 상기 병에 걸린 예를 보더라도, 체계적인 이론과 바른 지도자 없이 무조건 신심을 내어 무리하게 절을 한다면 오히려 병을 초래하게 될 수도 있음을 유념해야 한다.

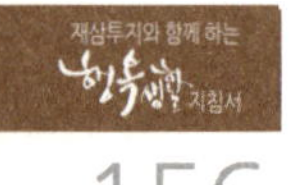

4장
재삼투지를 시작하다

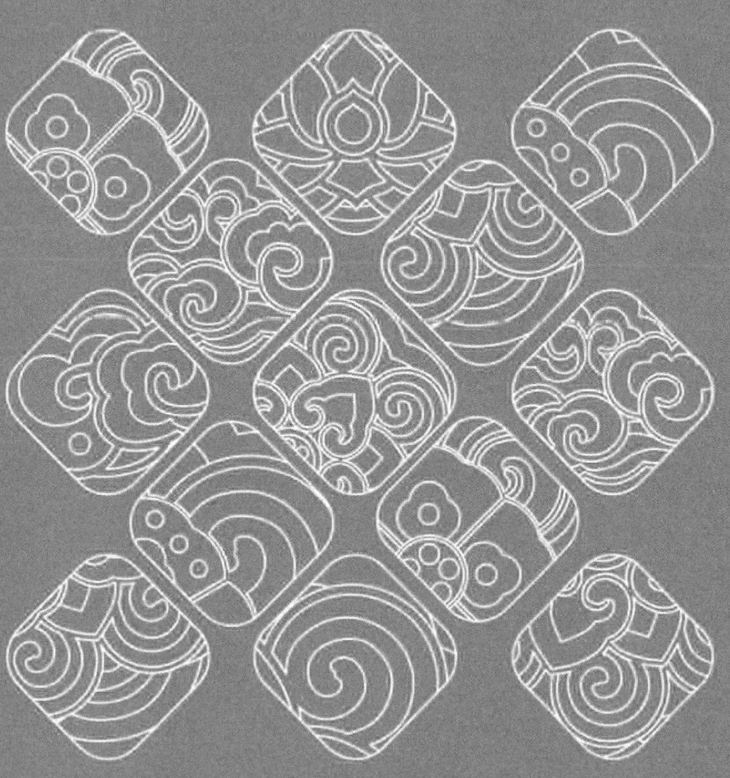

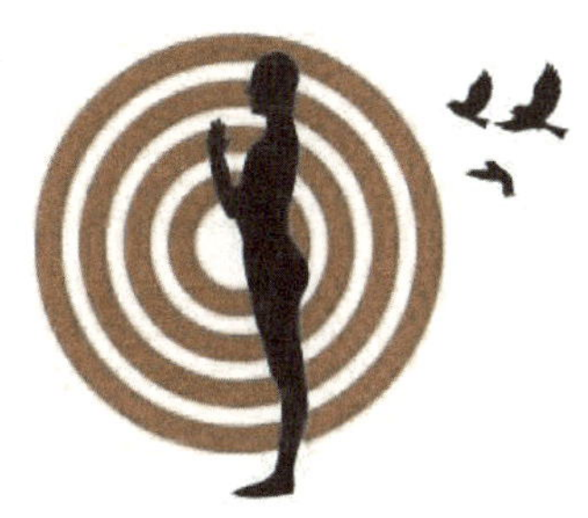

과학화, 체계화가 필요한 절 수행

일반 불자들은 선배 불자들, 또는 스님들께 절하는 법 지도를 받게 되는데 스님들 각자는 물론이고, 현재 종단 각 사찰마다 절하는 방법도 통일되어 있지 않고, 혼란스러운 부분이 있으며 예불의식이나 제사 방법에도 통일이 필요한 것이 우리 불교계의 현실이다. 특히 건강을 중시하는 웰빙 붐을 타고 절 운동을 포교에 응용한다면 비 불자에게 불교인연을 맺어주고 기존 불자는 더욱 정진하는 불자로 이끌 수 있다. 이런 점을 볼 때, 매우 중요한 수행방법 중의 하나가 절 수행임에도 불구하고, 교학적인 연구와 문헌을 찾지 못하고 있는 실정이다. 교학에서 본 절 수행방법은 영명연수 선사의 행차수행법과 용수보살님의 난행도와 이행도에서 이행도 수행을 절과 염불 등으로 구분한 것과, 초발심 자경문(初發心自警文)에서 목우자(牧牛子)스님이 서술편에 이참(理懺, 몸으로 뉘우침)과 사참(事懺, 마음으로 뉘우침)으로 절은 능례(能禮, 절을 올리는 이)와 소례(所禮, 절을 받는 이) 정도로 서술한 것에 불과하다. 기존 자료에서는 구체적인 수행법, 특히 호흡법과 체형, 증상에 따른 절 방법이 제시되지 못했고 초심자의 경우에는 동작을 익히기에도 부족한 점이 있어 절에 대한 연구와 체계적인 학문 체계를 마련해 보급해야 할 것이다. 〈능인등불〉은 p497에 "최고의 수행문으로서 절의 중요성을 강조하고, 요가의 압축판이라는 설명과 함께 생체전기 부분을 설명한, 가장 과학적으로 접근한 지침서이다.

필자가 관심을 가지고 연구했던 수맥이나 원적외선 기(氣) 등도 전자공학을 전공한 과학도의 측면으로 본다면, 생체 전기를 이용한 것이므로 기억력 향상이나 스트레스 해소의 효과는 확신할 수 있다. 옛날 조사님들의 절 수행법이나 영험담을 체계적이고 과학적으로 발굴하여 스님들은 물론 포교사, 일반 불자들도 절의 중요성을 인식하여 정진하는 수행자가 되도록 노력해야 한다. 스님께서 용제거사의 백만 배 수행으로 바른 마음을 갖고 미국에서 잘 살고 있다는 사례와, 스님께서 주전한 사찰에서 무념으로 절을 했던 경북 어느 교수의 말기암 극복 영험담은 비과학적이라는 종교적 영험담이라기 보다는, 과학화, 체계화하여 일반인의 가슴 속에 묻혀있는 불교적인 정서를 이끌어내야 할 것이다. 절 수행의 궁극적이 목적은 건강해짐으로서 신마(身摩)를 극복하여 성불이라는 목표를 향하여 정진하며 불국토 건설을 해나가는 것이다.

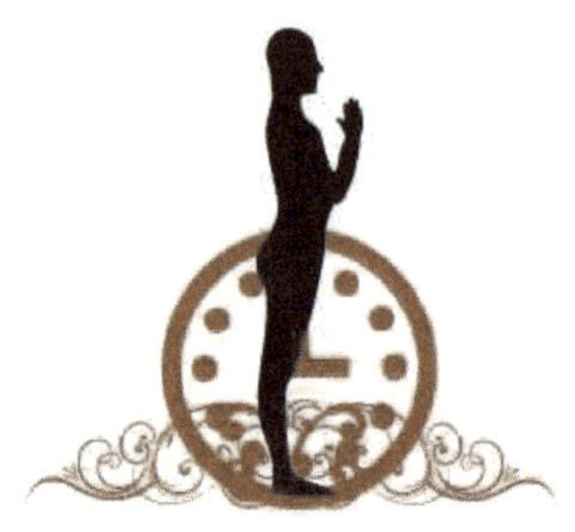

절하며 연구하고, 절하며 체득하고

혈액순환운동을 검색하다가 알게 된 108배를 좀 더 종교를 떠나 건강을 목적으로 자세히 알고 싶어져서 책을 보게 되었다. 생로병사에서도 다루었던 108배의 효과들을 전문가가 아닌 일반인들도 쉽게 이해하도록 SBS스페셜 작가가 책으로도 출간하게 되었다. 이 책을 읽는 순간 이건 내 평생 운동으로 삼아야겠다고 결심했다. 가장 큰 결심을 하게 된 이유는 첫째, 혈액순환에 좋다. 둘째, 다른 운동은 뱃살이 마지막으로 빠지는데 108배 절 운동은 복식호흡과 절 운동을 하면서 뱃살부터 빠진다. 셋째, 유리 멘탈인 나에게 심신안정제가 필요했다. 넷째, 절 운동이므로 0.2평 공간에서 작은 방석 하나와 마주하며, 최대한 몸을 굽히고 땅바닥에 몸을 낮추면 떨어지는 굵은 땀과 함께 마음 속 군더더기들이 사라지는 즐거움, 몸을 움직이면서 내안에서 일어나는 변화를 보는 재미가 쏠쏠함을 함께 공유하고 싶어 했기 때문이다. 본인이 직접 체험한 것뿐만 아니라 실험자들의 변화를 살펴보고 과학적으로 입증할 수 있는 사실을 제시해서 더욱 더 많은 이들에게 알려야겠다고 확고하게 마음먹게 되었으며 동료 불자들과 절 운동 실험을 했다.

실험 첫 주, 대부분의 실험자들은 허벅지의 근육통을 호소하며 힘들어했지만 절을 하고 난 뒤 불면증이 사라졌다. 실험 2주째, 피로감이 적어졌고 여성들의 경우 피부가 맑아지고 화장이 잘 받는다고 했다. 실험 3주째, 실험자들의 상당수는 몸이 가벼워졌다고 했고 실제로 몸무게가 줄거나 뱃살이 빠졌다고 주장하는 사람들도 나타났다. 실험 4주째, 심리적인 안정감을 얻게 되었다. 그 결과 절 운동은 다음과 같은 열 가지 효능이 있음을 확신하게 됐다.

하나, 과학적으로 입증된 효능이지만 혈당 수치가 떨어지며, 스트레스 지수가 정상이 되고, 둘, 온몸의 근육 활동량이 늘어나게 된다. 108배를 했을 때 운동량은 시속 6.5킬로미터 정도의 빨리 걷기 12분, 조깅9분, 수영이나 자전거 타기 15분을 한 것과 같은 운동량이다. 중강도의 유산소 운동이라는 사실. 108배를 두 번 하면 빨리 걷기 25분, 수영30분 효과를 얻는다. 셋, 머리는 차가워지고 발은 따뜻해진다. 혈액순환을 순조롭게 한다. 특히 전중혈의 온도가 런닝보다 더 낮아진다. 전중혈은 한의학에서 심장상태를 나타내는 중요한 혈자리 중

하나이다. 넷, 절은 몸의 좌우 균형을 바로잡아주는 요가이며, 무릎근육을 강화하는 운동이다. 휘어진 척추를 바로 잡아줘서 실제로 키가 커진 사람들도 있다. 다섯, 성인병을 멈추게 한다. 몸속의 독소를 배출하는 것이다. 여섯, 마음의 병, 화병을 잠재운다. 스트레스를 날려버리고, 절하는 순간 미움이 사라지며, 다시 평정심을 갖는 에너지를 공급한다. 일곱, 변비가 사라지고, 다른 운동과 달리 뱃살부터 빠진다. 절 운동은 볼록한 뱃살이 제일 먼저 빠진다. 복식호흡을 하는 것만으로도 뱃살이 빠진다고 하는데, 몸을 굽히고 일어나는 동작을 반복하기 때문에 그 어떤 부위보다 배에 자극이 많이 가기 때문이다. 여덟, 면역력을 높여 각종 병균을 이겨낼 힘을 길러준다. 최근 온 나라를 발각 뒤흔든 메르스 같은 바이러스균도 절 운동은 능히 이겨낼 힘을 길러준다. 아홉, 뇌 자극으로 집중력을 높이며 열 번째로, 절 운동은 나를 찾는 최고의 명상요법인 것이다. 그런 가운데 절 운동의 효과를 극대화시키는 방법 3가지가 있다. 새끼발가락까지 완전히 다 꺾고, 팔을 겨드랑이에 붙이고 합장하면 절 운동의 효과는 더욱 커진다.

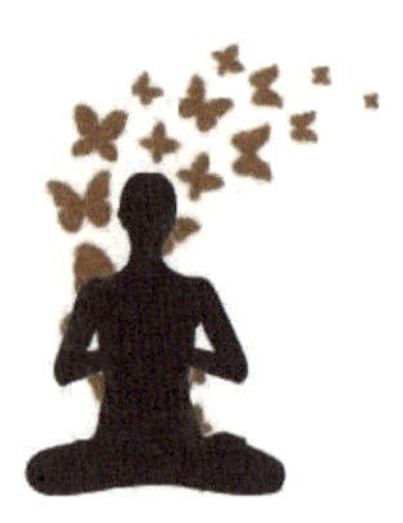

절 운동 4,460일째 아침

지혜로운 이는 괴로우면 오직 그때만 괴로울 뿐 그다음 순간은 다시 평상심으로 돌아오지만 어리석은 이는 당시도 괴롭고 지나가도 여전히 괴롭다. 가장 빠른 기도 가피를 얻을 수 있는 것이 절 운동법이다. 무릎 부분 충격 흡수 좌복은 필수다 에어쿠션이나 질 좋은 요가 매트 등을 이용한 절 수행은 오래전부터 내려오는 불교의 대표적인 수행법이며, 지금 현재에도 간화선, 위빠사나, 염불, 간경, 진언 등의 수행 등에 비해 일반인들에게 가장 보편적이고 널리 실천되고 있는 수행방법이다. 그야말로 절 하러 절에 간다고 할 정도로 절 수행은 불교 안에서 불교라는 단어, 사찰이라는 단어와 동일하게 느껴질 만큼 우리에게 친근한 수행법이기도 하다.

"지식은 채우는 앎, 지혜는 비우는 앎, 무엇보다 실천 행이 으뜸이다 . 문수보살의 지혜를 얻어 보현보살의 실천행이 진정한 복전이 된다. 지식인들이여! 아만과 아상을 버려라. 교만은 화를 불러온다. 이 세상에서 절대 손해 보지 않는 온전한 두 가지 행(行)은 선행(善行)과 수행(修行)이다. 선행은 복을 가져오고, 수행은 열반을 가져온다. 깨닫고자 애쓰지 말라. 애쓰면 멀어진다. 편안히 머무를 곳을 찾지 말

라. 안주하는 순간 어긋난다."

1. 절은 하심이라 하여 불교의 대표적인 수행법이다.

2 . 108 배를 꾸준하게 하면 몸도 마음도 정화되는 느낌이고 집중해서 절하는 그 순간에는 번뇌, 망상이 생기지 않는다. 그러나 무리하게 3000배를 하게 되면 육체적 피로가 쌓여 피로물질인 젖산이 생길수도 있다고 본다. 일단 밤을 새워야하고 특히 계절에 따라 다른데 더운 여름에 3000배는 수행이 아니라 육체적 노동이라고 생각한다.

3. 신심이 부족해서인지 아직까지는 특별한 현상체험은 없었다.

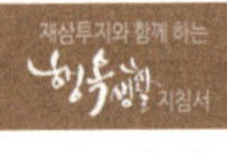

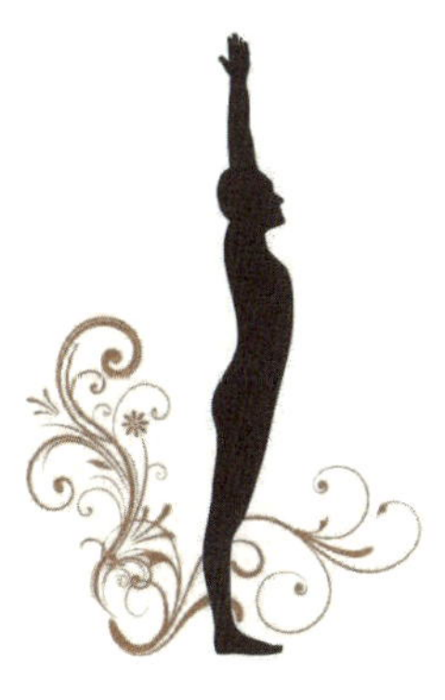

제삼투지를 시작하다

오체투지를 하며 체력증가와 허리통증, 위장병 등은 완치했지만, 구두 뒤 굽이 똑 같이 닳아지지 않았고 맨땅에서 절하다 무릎통증이 재발하는 경험을 했다. 양쪽 무릎과 양 팔꿈치 이마를 닿게 하는 오체투지 방법은 무릎에 상체 전체의 체중을 흡수하게 되므로 각별히 무릎보호를 해야 한다. 걸으면서 오체투지 하시는 분들 역시 무릎통증 후유증 염려가 되는데 필자도 10년 이상 쉬지 않고 108배 이상 절 수행하며 자신이 있다고 맨 바닥에 그냥 오체투지를 하다가 무릎의 통증이 온 것이다. 오체투지 대신 양쪽 팔꿈치와 발가락 10개만 바닥에 닿는 전체투지 방법을 고안하게 됐는데 전체 투지와 병행을 하여 수행하고 있다. 양 팔꿈치는 손바닥으로 충격을 흡수하므로 오체투지 무릎 손상보다 무리가 없지만 전체투지 역시 양쪽 팔꿈치 충격 흡수용 좌복은 필수이다. 절하며 어깨 관절과 팔의 피로 전신을 스트레칭 해주는 동작 또한 병행해야 한다. 무릎을 사용하는 오체투지는 몸 전체 특히 무릎 위 상반신의 체중이 무릎에 집중되어 무리를 주게 된다. 그래서 절할 때 충격을 흡수하는 좌복이 매우 중요하고 충격을 최소화 하려고 호흡에 맞추어 탄성을 이용해야 한다. 무릎에 통

증이오고 연골에 문제가 있을 때 고안된 무릎
이 땅에 닿지 않고 배가 닿지 않는 절을 시작
하게 되었다. 발꿈치가 약간 들릴 정도로 양손
을 똑같이 모아서 하늘 끝까지 쭉 펴는 절 동
작으로 틀어진 고관절과 척추를 바르게 한다.
이때 호흡은 최대 들숨이 되어야 하고 날숨이
길게 되면 자연스레 장출식 호흡이 된다. 무엇
보다 오체투지의 단점을 보완한 무릎치유를
목적으로 배와 무릎이 땅에 닿지 않는 절 운
동을 하는 것으로 이름을 재삼투지로 하였다.
재삼투지는 티벳의 전체투지(온몸을 땅에 대고
팔을 쭉 펴고 일어서는 방법)과 국내 오체투지
를 응용하고 팔을 하늘 끝 또는 합장자세로
뒤로 최대한 발뒤꿈치가 약간 들릴 정도로 하
는 독특한 수행법으로, 척추 고관절을 균형을
잡아 바르게 해주는 과학적 방법이다. 재삼투
지는 복근과 허벅지 근육 강화와 발목을 튼튼
하게 하며 무릎을 강하게 한다. 이 수행법으로
절을 하게 되면 무릎 통증이 치유가 된다. 가
장 큰 이유는 한의학적으로 특히 엄지발가락
외 열 발가락 자극을 통해서 경락이 자극되어
근력이 회복되고 복부 근육이 더욱 강화되는
이치이며 필자가 무릎통증을 치유한 방법이다.
배와 무릎이 땅에 닿지 않는 전체투지 수행법

의 백미는 무리한 오체투지로 손상된 무릎연골을 재생시켜 주고 열 발가락을 자극함으로 온몸의 기, 혈 순환을 좋게 한다. 체지방, 근육량 생체나이 저하에 가장 좋은 운동이 걷기운동 이지만, 재삼투지 수행은 척추를 바로 하고 잘 걷기 위해 가장 큰 도움을 줄 수 있는 과학적 운동이며, 체력소모가 크지만 무리한 오체투지로 손상된 무릎을 확실히 치유한다. 걸어갈 때, 계단을 오를 때, 오체투지를 할 때, 재삼투지를 할 때, 발목 종아리 무릎아래 근육의 쓰임이 다르다. 공통적으로 중요한 것은 발가락의 힘이다. 발목과 발가락 근력이 전체 기운을 좌우하게 된다. 재삼투지의 경우 발가락 힘을 좋게 한다. 그러나 이 역시 과도하게 많이 했을 경우 엄청난 체력 소모와 팔꿈치에 무리가 오고 발이 차가워지는 단점을 경험 하였기에 모든 운동 동작은 무리하면 오히려 해가 됨을 알아야 한다.

절 운동은 많은 에너지를 소모하게 한다. 호흡에 맞추어 염불하면서 음률과 음곡에 리듬을 타고 턱걸이 할 때 배지기 동작처럼 탄력과 탄성을 활용하면 최상승 수행을 하게 된다. 필자는 천수경 "참회진언" 아석소조제악업 부터 옴살바 못자모지 사다야 사바하 까지 36배를

3번 반복하는 방법을 사용하여 108배를 매일 한다. 염주를 사용하지 않고 염불수행과 함께 한다. 개인적으로 절하면서 염주를 사용하는 것과 양쪽 팔과 다리가 한쪽으로 치우치는 방법은 부적절한 방법으로 생각한다. 무엇보다 균형과 기의 소통이 이루어져야 체력증진에 큰 도움이 된다. 땀을 많이 흘렸다면 수행 후 마무리 역시 중요하다. 세포가 열려 있는 상태에서 찬바람을 맞거나 찬물을 마시거나 하는 것은 우리 몸에 병을 키우는 것이다. 수행 후 차분히 쉬면서 세포를 닫아주고 더운 느낌이 없을 때까지는 찬물과 바람을 조심해야 한다. 필자의 경우에는 더운물로 샤워를 한다. 스스로 방법을 터득해 보아야 할 것이다. 조식호흡(들숨과 날숨의 길이가 같은 호흡)이니 명상을 해도 좋을 듯하다. 절 수행은 오래전부터 내려오는 불교의 대표적인 수행법이며, 지금 현재에도 간화선, 위빠사나, 염불, 간경, 진언 등의 수행 등에 비해 일반인들에게 가장 보편적이고 널리 실천되고 있는 수행 방법이다. 그야말로 절 하러 절에 간다고 할 정도로 절 수행은 불교 안에서 불교라는 단어, 사찰이라는 단어와 동일하게 느껴질 만큼 우리에게 친근하며 가까운 수행법이기도 하다.

재삼투지 하는 법

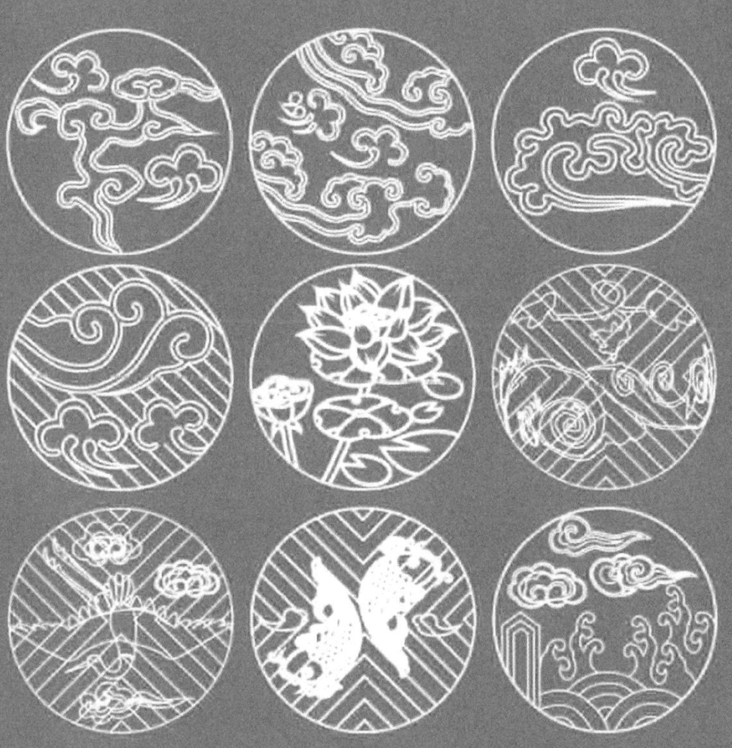

호흡

호흡이 앉았다 일어났다 하면서 두 번의 들숨
과 한 번의 날숨을 쉬게 되는데 이렇게 반복
하는 것을 '흡흡호'라고 한다. 처음에는 어렵지
만 익숙해질수록 절하는 동작에 맞추어 저절
로 호흡이 이뤄지게 된다. 이때 들 숨의 요령
은 입을 다물고 반드시 코로 해야 하며 천지
의 맑은 기운이 단전까지 들어온다는 생각으
로 해야 한다. 반대로 날숨의 경우 입을 오므
리고 윗입술 가운데로 휘파람 불 듯 가늘고
길게 부드럽고 고요하게 숨을 뱉는다. 호흡은
자신의 체력, 체질에 맞게 맞춤형 호흡을 해야
한다. 가장 중요한 점은 스스로 요령을 알고
조절해야 하는 것이다.

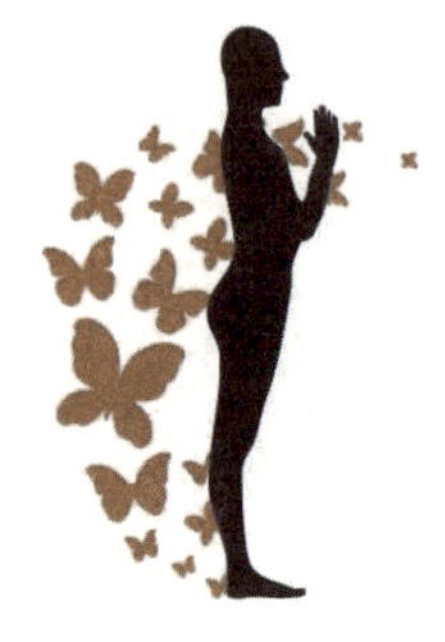

재삼투지 하는 법

재삼투지는 오체투지와 달리 많은 체력 소모
와 복근과 허벅지 근육 피로가 오게 되므로
처음부터 욕심을 내게 되면 몸살이 날수 있다.
무리하지 않게 하고 호흡은 오체투지 법과 동
일하지만 횟수가 거듭될수록 들숨과 날숨의
간격이 좁아지게 된다. 오체투지나 근력운동의
기초를 다진 경우 시행함이 좋으며 다음과 같
은 구분동작으로 행한다.

1단계

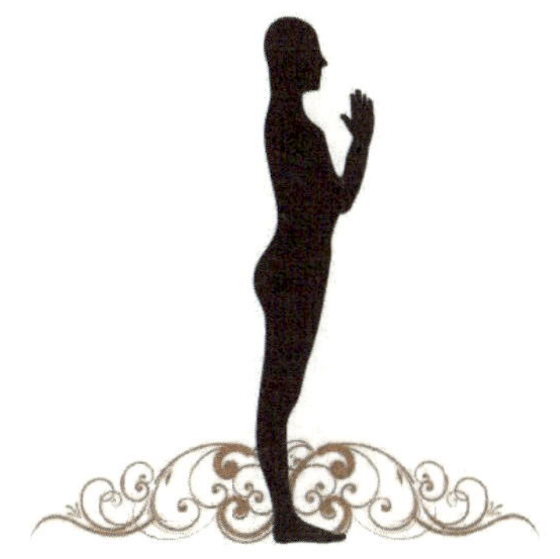

다섯 손가락을 붙인 후 양 손바닥을 붙인다. 다소 곳이 서서 두 손을 가슴 앞에 모아 합장한다. 무릎과 양쪽발도 붙이고 코, 합장한 손끝, 발뒤꿈치를 붙인 곳이 일직선이 되게 한다. 마음을 편안하게 갖고 표정을 밝게 한다.

2단계

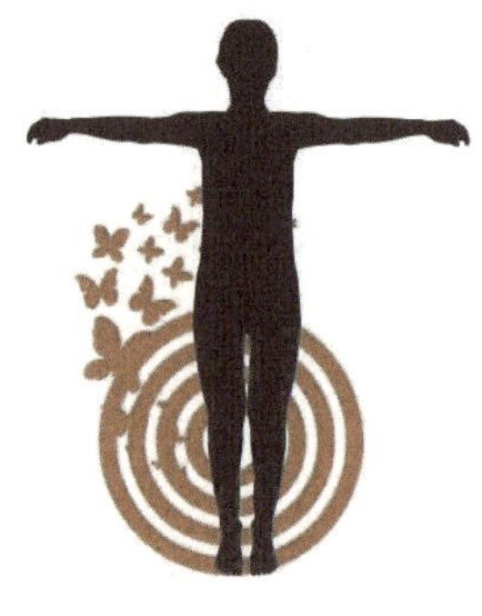

양발을 나란히 모은 상태에서 양팔을 옆으로 또는
앞이나 뒤쪽으로 불편함과 통증을 느끼는 쪽을 알
아차리며 하늘 끝까지 양손바닥을 모으거나 손등을
마주보게 하거나 손바닥이 하늘을 바라보게 쫙 펴
서 좌우로 원을 그린다.

3단계

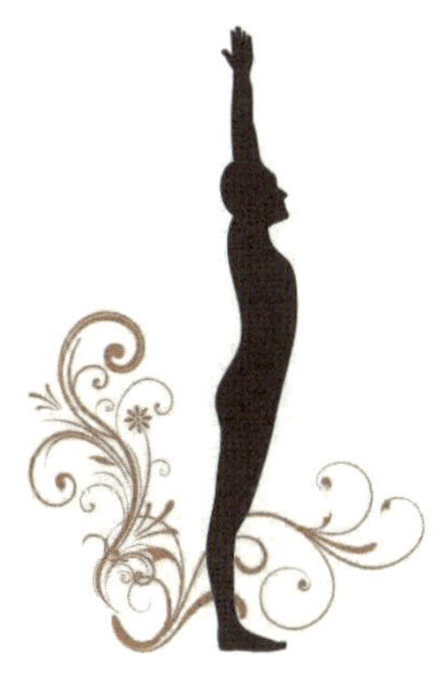

양팔을 앞뒤 쪽으로 번갈아가며 어깨와 팔꿈치 손
목 등이 유연해 질수 있도록 들숨상태로 동작을 한
다. 이때 시선은 앞을 본다.

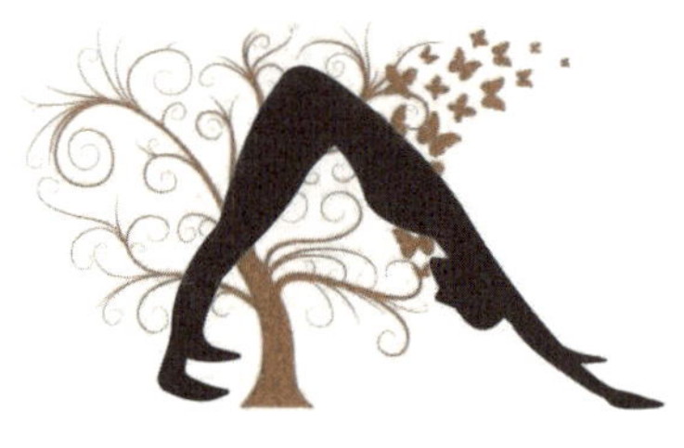

어깨와 팔이 하늘을 쳐다본 다음은 합장자세에서
양손을 어깨 넓이로 손끝이 앞을 향하게 하고 양
쪽 발가락 모두가 지면에 닿게 하면서 다리를 펴나
간다 .

5단계

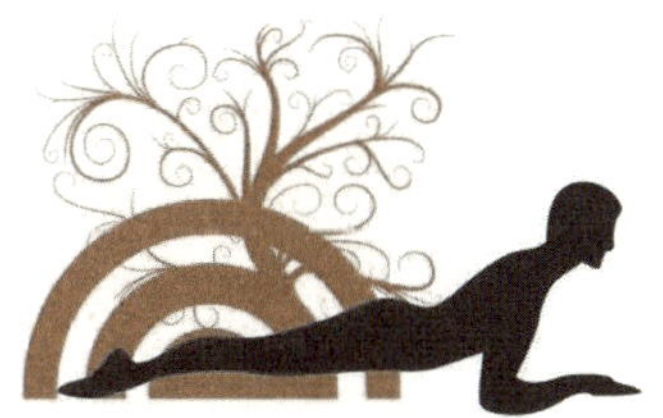

팔꿈치를 땅에 닿도록 하고 이때 양발을 가지런히
하고 무릎이나 배가 지면에 닿지 않도록 한다.

6단계

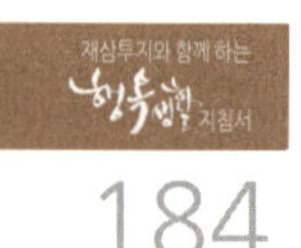

팔꿈치가 지면에 닿고 배와 발가락의 힘으로 엎드
린 상태를 유지 하면서 오체투지할 때와 동일한 방
법으로 양 손바닥을 하늘을 보게 뒤집어 노궁혈이
열릴 수 있도록 손목을 꺾어 귀 높이까지 올린다.

7단계

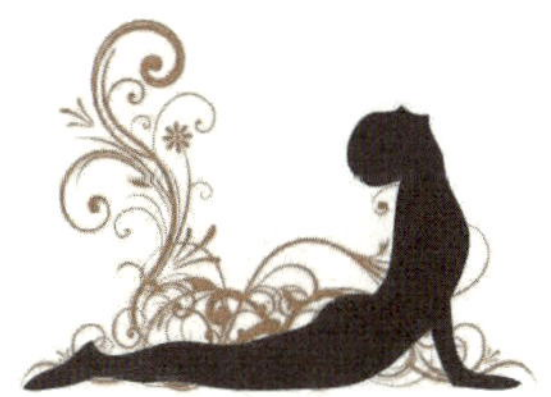

다시 양손바닥이 땅에 닿도록 하고 발가락 끝이 배
쪽으로 당겨지도록 무릎을 구부리며 탄력을 이용
해 일어선다.

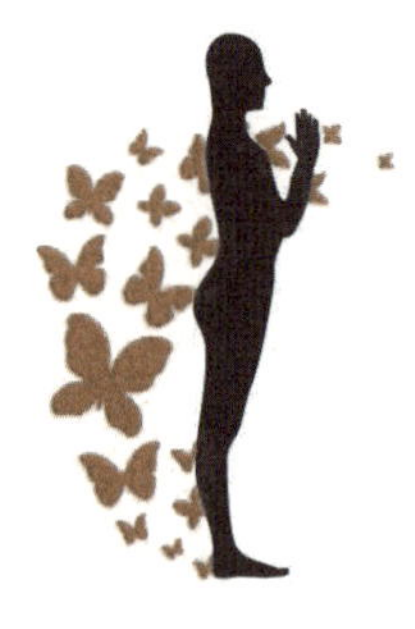

손 짚고 머리 들고 팔꿈치를 펴서 상체를 세우면서
합장자세에서 1번 동작으로 반복한다.

끝으로 재삼투지나 오체투지 동작 또는 호흡법
에 의문이 있는 경우 유튜브 및 인터넷에서
「재삼투지법」 동영상을 검색해 보시거나 손전
화 010-3695-9103으로 문자 보내 주시면 답
변해 드리겠습니다. 단체의 경우 최고의 강의
로 직접 시범을 부여드리며 상세히 알려드리겠
습니다.

글을 마치며

긴 시간에 걸친 글 작업을 마무리 하면서 새
로운 감회에 젖어본다.

2002년 봄...

잘 나가던 내 사업은 갑자기 어려움에 빠졌고,
아내에게까지 예상치 못한 일들이 겹치게 되
면서 나는 악몽의 시간을 보내야 했다.

업친 데 덮친 격으로 내 왼쪽 무릎은 이상 증
세를 보이기 시작했고, 뿐만 아니라 가슴 답답
증과 허리 통증 및 위장병까지 동시에 발병
하게 되면서, 나의 몸과 마음은 극도의 피로로
지쳐 있었다. 계속되는 이런 증상들은 병원 치
료를 받고 약을 먹어도 호전되지 않았다.

그래서 무수한 해결 방법을 찾던 중, 나는 그
해 6월5일부터 기도와 절, 명상을 시작하게 되
었다.

절을 하면서 가장 중요한 요령은, 호흡에 몸을 싣고 최대한 탄력을 이용해서 부드럽게 전체 기운을 분산시켜야 한다. 오랜 시간을 거치면서 나는 사람에게 호흡이 매우 중요하다는 것을 깨닫게 되었고, 그리하여 그때부터 지금까지 단 하루도 쉬지 않고 절 을 통한 건강수행을 생활화 하면서 `심신의 건강과 활력`을 되찾았다.

그리고 다시 건깅한 모습으로 새로운 삶을 시작하게 되면서 제법 긴 세월 힘들게 터득한 `절을 통한 건강수행법`을 세상의 많은 사람들에게 널리 알리고 공유하고자 책으로 출간하게 되었다.

사실 몇 해 전에 출판 제의를 받았을 때에는 감히 엄두도 내지 못하고 고민만 하고 있었는데,

올 여름, 집필에 도움을 준 문화작업 강상용 대표님의 지원이 커다란 힘이 되었고, 또한 고혜연, 김도연, 전덕자 법우님들의 도움이 있어 드디어 [재삼투지와 함께하는 행복생활 지침

서]라는 제목의 책을 출간할 수 있게 되었다.
그리고, "책은 한번 출판되면 기록이 오래도록
남게 되니 신중하여 출간하라"고 조언해 주신
조계종 원로회의 의장 밀자 운자 스승님께도
감사의 말씀을 함께 올린다.

홍익의 실천행을 이루라는 하늘의 뜻으로 알
고, 오랜 세월 절하는 과정을 통해 체득한 건
강 수행법이 부디 많은 사람들의 병고액난을
예방하고 치유하며, 동시에 큰 이로움을 선사
할 수 있기를 간절히 기원하며 ...

- 행신동에서 법천 -

절 운동 함께 하기

재가수행자 법천 法泉 엄 재 삼

mobile.	010-3695-9103
e-mail	jaesam0403@naver.com
facebook	fasebook.com/ jaesam0403
NAVER 블로그	blog.naver.com/ jaesam0403
NAVER 밴드	http://band.naver.com/n/xinvq9um
twitter	@jaesam0403 / @jaesam04033 @a0107332739127 / @hjmom85 @jaesam0215 / @jaesam04031 /